Verlag von Julius Springer in Wien I

In Verbindung mit den Büchern der Ärztlichen Praxis und nach den gleichen Grundsätzen redigiert, erscheint die Monatsschrift

Die Ärztliche Praxis

Unter steter Bedachtnahme auf den in der Praxis stehenden Arzt bietet sie aus zuverlässigen Quellen sicheres Wissen und berichtet in kurzer und klarer Darstellung über alle Fortschritte, die für die ärztliche Praxis von unmittelbarer Bedeutung sind.

Der Inhalt des Blattes gliedert sich in folgende Gruppen:

Originalbeiträge: Diagnostik und Therapie eines bestimmten Krankheitsbildes werden durch erfahrene Fachärzte nach dem neuesten Stand des Wissens zusammenfassend dargestellt.

Fortbildungskurse: Die internationalen Fortbildungskurse der Wiener medizinischen Fakultät teils in Artikeln, teils in Eigenberichten der Vortragenden. Das Gesamtgebiet der Medizin gelangt im Turnus zur Darstellung.

Seminarabende: Dieser Teil gibt die Aussprache angesehener Spezialisten mit einem Auditorium von praktischen Ärzten wieder.

Neuere Untersuchungsmethoden: Die Rubrik macht mit den neueren, für die Praxis geeigneten Untersuchungsmethoden vertraut.

Zeitschriftenschau: Klar gefaßte Referate sorgen dafür, daß dem Leser nichts für die Praxis Belangreiches aus der medizinischen Fachpresse entgeht.

Der Fragedienst vermittelt jedem Abonnenten in schwierigen Fällen, kostenfrei und vertraulich, den Rat erfahrener Spezialärzte auf brieflichem Wege. Eine Auswahl der Fragen wird ohne Nennung des Einsenders veröffentlicht.

Die Ärztliche Praxis kostet im Halbjahr zurzeit Reichsmark 3,60 zuzüglich der Versandgebühren.
Alle Ärzte, welche die Zeitschrift noch nicht näher kennen, werden eingeladen, Ansichtshefte zu verlangen.

Innerhalb Österreich wird die Zeitschrift nur in Verbindung mit dem amtlichen Teil des Volksgesundheitsamtes unter dem Titel „Mitteilungen des Volksgesundheitsamtes" ausgegeben.

DIE KRANKHEITEN DER LYMPHDRÜSEN

VON

PRIVATDOZENT Dr. **HANS MAUTNER**
WIEN

Mit 10 Textabbildungen

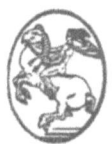

Springer-Verlag Berlin Heidelberg GmbH 1932

ALLE RECHTE, INSBESONDERE DAS DER ÜBERSETZUNG
IN FREMDE SPRACHEN, VORBEHALTEN

ISBN 978-3-662-42864-1   ISBN 978-3-662-43148-1 (eBook)
DOI 10.1007/978-3-662-43148-1

COPYRIGHT 1932 BY SPRINGER-VERLAG BERLIN HEIDELBERG
Ursprünglich erschienen bei Julius Springer in Vienna 1932.

Vorwort.

Diese Sammlung soll nach dem Wunsche der Herausgeber dem Praktiker auf dem Lande, dem keine Bibliotheken mit großen Nachschlagbüchern zur Verfügung steht, eine rasche Übersicht über Gebiete der Medizin liefern, die er sich sonst nur mühsam zusammensuchen könnte. Demzufolge habe ich diese Übersicht über die Krankheiten der Lymphdrüsen kurzgefaßt und die zahlreichen Probleme nur eben angedeutet.

Nach den Gewohnheiten dieser Bücherreihe werden die Autorennamen, deren Ansichten hier übernommen wurden, nicht angeführt und die zu Hilfe gezogenen größeren Zusammenstellungen ebenfalls nicht erwähnt. Nur bei den Fragen, die noch in Diskussion stehen, wurde von diesem Usus abgegangen, um auf diese Weise die Verantwortung zu teilen.

Wien, im Februar 1932.   **Hans Mautner.**

Inhaltsverzeichnis.

Die Anatomie und Physiologie der Lymphdrüsen 1
Die regionären Lymphdrüsen 4
Lymphdrüsen und Konstitution 7
Allgemeine Pathologie der Lymphdrüsen 9
Die speziellen Erkrankungen der Lymphdrüsen: 10
   Die tuberkulösen Lymphdrüsenerkrankungen 10
      Lymphomata in inguine 13
      Lymphomata colli 14
      Bronchialdrüsentuberkulose 15
      Mesenterialdrüsentuberkulose 23
      Tuberkulöses Granulom 25
   Die luetischen Lymphdrüsenerkrankungen 25
   Die Lymphdrüsen bei den akut entzündlichen Erkrankungen
     des Nasenrachenraums 26
      Der Retropharyngealabszeß 29
   Das Pfeiffer'sche Drüsenfieber 30
   Die Lymphdrüsen beim Scharlach 32
   Die Lymphdrüsen bei Diphtherie 33
   Die Rubeolen 34
   Die septischen Erkrankungen 34
   Avitaminosen und Rachitis 35
   Die Leukämien 36
      Akute Leukämien 36
      Chronische Leukämien 38
      Pseudoleukämien 39
   Die Lymphogranulomatose 39
   Das Lymphosarkom 41
Allgemeine Therapie der Lymphdrüsenerkrankungen 41

Sachverzeichnis 47

Die Anatomie und Physiologie der Lymphdrüsen

Zwei Säfteströme von ganz verschiedener Anlage und Wertigkeit durchströmen ständig den menschlichen Körper, das Blut und die Lymphe. Beide fließen in vorgezeichneten Bahnen, den Gefäßen, und versorgen die Zellen mit dem ihnen nötigen Material. Der in sich geschlossene Kreislauf des Blutes wird durch einen zentralen Motor, das Herz, in Gang erhalten und nur an den Kapillaren kann ein Stoffaustausch stattfinden. Ganz im Gegensatz dazu stellt das Lymphsystem eine Art Sammelbecken dar, das ohne deutlich markierten Beginn Flüssigkeit aus den Spalten zwischen den Zellen und Geweben sowie aus dem Darm aufnimmt und in weitverzweigten und oft anastomosierenden Bahnen dem Blute zuführt. Den größten Anteil liefert der Chylus des Darms, eine recht große Menge von Flüssigkeit kann unter Umständen innerhalb der Leber aus der Blutbahn in die Lymphräume übertreten; aber auch sonst überall im Körper entsteht ein Säftestrom, der sich in den Lymphgefäßen sammelt. Die Mündung in die Blutbahn erfolgt durch zwei Gefäße, die das Venensystem an jener Stelle erreichen, wo die Vena jugularis rechts und links mit der Vena subclavia zusammenkommt. Während aber der rechte Stamm nur die Lymphe des Kopfes und des rechten Armes führt, strömt im linken, wesentlich stärkeren, die Lymphe des ganzen übrigen Körpers, so daß hier, im Ductus thoracicus, ein viel größeres Gefäß vorliegt.

Die Lymphgefäße sind ähnlich gebaut wie die zarteren Blutgefäße und tragen zahlreiche Klappen, die den Rückfluß verhindern. Ihr Lauf ist überall im Körper durch eigentümliche Gebilde unterbrochen, die sehr verschiedene Aufgaben zu lösen haben. Diese Gebilde machen in ihrer Gesamtheit den lymphatischen Apparat aus und nehmen im Laufe des Lebens an Umfang ab. Sie sind zum Teil diffuse Anhäufungen von sogenanntem adenoiden Gewebe, wie sie vor allem bei Kindern stärker ausgebildet sind und um die Blutgefäße herum liegen, und zum Teil Lymphknötchen, die in ihren größten Formen als Tonsillen bezeichnet werden und aus einem umschriebenen Netzwerk von Bindegewebe bestehen, das von Lymphozyten erfüllt ist. Schließlich finden sich drittens überall die echten Lymphdrüsen eingeschaltet, die sich besonders durch ihre bindegewebige Hülle, die Drüsenkapsel, kennzeichnen; sie enthalten ebenfalls zahlreiche Lymphozyten, die, in Haufen gruppiert, sogenannte Lymphfollikel bilden, daneben aber auch einige nur von Lymphe erfüllte Hohlräume, die Lymphsinus, in denen der Strom ungehindert passieren kann und wo sich wegen der Verlangsamung der Strömung korpuskuläre Elemente absetzen müssen. Die Endothelzellen des Netzgerüstes, die einer der Hauptbestandteile des „reticuloendothelialen Systems" sind, haben in höchstem Ausmaß die Fähigkeit, kleinste Körperchen in sich aufzunehmen, zu „phagozytieren".

Schon aus dem anatomischen Aufbau des Lymphsystems kann man auf seine verschiedenen Funktionen schließen: wir haben hier die Zufuhr der im Darm aufgenommenen Stoffe zum Blut und zu den Zellen des Körpers, weiters den Transport von Wasser aus dem Blut zu den Geweben, ferner das Abfangen größerer Partikelchen, die in den Körper hineingeraten sind. Auch die Produktion von Immunkörpern gegen eingedrungene Bakterien kann von den Lymphdrüsen selbst ausgehen. Eine weitere sehr wichtige Funktion der Lymphdrüsen, ebense wie der anderen lymphatischen Gewebe, ist die Bildung der Lymphozyten. Die Lymphozyten entstehen ursprünglich aus Bindegewebszellen, sammeln sich in den Lymphfollikeln der Lymphdrüsen an und werden von hier aus in das Blut ausgeschwemmt. Die jüngsten Zellen sind die größten, so daß die Lymphozyten in den Lymphgefäßen im Durchschnitt größer sind als im strömenden Blut, wo in der Mehrzahl die kleinen Lymphozyten angetroffen werden. Ein Teil der Lymphozyten entsteht in den Lymphfollikeln durch Teilung. Die teilungsreifen Formen nennt man Lymphoblasten. Sie werden nur unter pathologischen Verhältnissen in größerer Zahl im strömenden Blute gefunden. Unter dem Reize gewisser Infekte werden die Lymphozyten in abnormer Zahl gebildet und ausgeschwemmt. Bei Zerstörung vieler Lymphdrüsen, wie beim Granulom, muß ihre Zahl absinken. Die Lymphozyten unterscheiden sich von den anderen Leukozyten, von den im Knochenmark und in der Milz entstehenden myeloischen Zellen, dadurch, daß sie immer einkernig sind, der Kern immer rund bleibt, ferner durch das Fehlen der myeloischen Granula, die nicht mit der Azurgranulation der Lymphozyten verwechselt werden dürfen, und durch den Unterschied im chemischen Aufbau, der durch das Ausbleiben der Oxydasereaktion angezeigt wird.

Die Lehre von einer weiteren inneren Sekretion der Lymphdrüsen, also von der Produktion anderer, im Blute gelöster, spezifisch wirkender Stoffe, die wahrscheinlich zu Recht besteht, ist über das Gebiet der Theorie noch nicht hinausgelangt und sei daher hier nur eben erwähnt.

Von allen diesen Funktionen der Lymphdrüsen wird uns in erster Linie ihre Fähigkeit beschäftigen, in den Organismus hineingeratene kleinste Körperchen, die ihnen durch den Lymphstrom zugeführt werden, abzufangen. Dabei kann es sich um unbelebte und um lebende Dinge handeln. Dringen z. B. kleinste Kohleteilchen in den Organismus ein, so werden sie in den nächstgelegenen Lymphdrüsen abgefangen und abgelagert. So kommt es, daß die Lymphdrüsen, die zum Gebiet der Lungenlymphgefäße gehören, bei allen Menschen, die rußhaltige Luft atmen mußten, schwarz von Kohleteilchen gefunden werden. Das Obduktionsmaterial einer Großstadt zeigt fast durchwegs solche schwarze, als anthrakotisch bezeichnete Lymphdrüsen im Thorax. Aber auch in der Nähe von Tätowierungen, die ja meistens mit Tusche vorgenommen werden, finden wir die gleichen anthrakotischen Lymphdrüsen. Hier handelt es sich um eine Schutzvorrichtung des Körpers, die ihren Zweck voll erfüllt und zu keiner Schädigung des Organismus Anlaß gibt.

In ähnlicher Weise wie die Kohleteilchen werden einzelne Tumorzellen, die in die Lymphbahn gelangen, in den Lymphdrüsen abgefangen und können hier zu Metastasen auswachsen. Diese Abfangfunktion der Lymphdrüsen ist die Ursache, daß es fast immer die regionären Lymphdrüsen sind, die als erste erkranken, wenn der Tumor nicht auf den Ort seines Entstehens beschränkt bleibt. Hier scheinen die Lymphdrüsen ihre Abwehrfunktion recht mangelhaft zu erfüllen. Wenn ein Karzinom in der Tiefe entstand, die Drüsenmetastasen aber oberflächlich liegen, so kann damit der erste Fingerzeig für die so wichtige Frühdiagnose gegeben sein. In dieser Richtung hat die sogenannte „Virchowsche Drüse" besondere Bedeutung, die links in der Supraklavikulargrube liegt und deren isolierte Vergrößerung beim Karzinom des Magens beobachtet wird.

Bei den sehr seltenen, schweren Störungen des Lipoidstoffwechsels, die mit enormen Leber- und Milztumoren einhergehen, der Gaucherschen und der Nieman-Pickschen Krankheit, sind die Lymphdrüsen auch stark vergrößert, vielleicht nur, weil die Lipoide, die im Körper kreisen, hier abgefangen werden.

Ganz anders liegen die Verhältnisse, wenn Bakterien irgendwelcher Art in den Organismus gelangt sind, von dem Lymphstrom in die Lymphdrüsen verschleppt werden und sich hier vermehren und zu einer lokalen Erkrankung der Drüse Anlaß geben. Je nach Art und Giftigkeit der Erreger, nach Stärke und Wirksamkeit der Abwehrkräfte des Organismus wird die Erkrankung hier haltmachen oder zu einem Weiterwandern der Bakterien oder ihrer Gifte in die Blutbahn führen.

Umgekehrt kann auch aus der Erkrankung gewisser Drüsen auf den Ort des Eindringens der Erreger geschlossen werden, wenn man die Anatomie der Lymphgefäße und die Verteilung der Lymphdrüsen im Körper kennt. Daher sei hier ein Überblick über die regionäre Verteilung der Lymphdrüsen und ihre Zugehörigkeit zu den verschiedenen Organen, besonders der Haut und Schleimhäute, eingefügt.

Die regionären Lymphdrüsen

Auf dem Kopfe wird die Haut der Stirne von den vor dem Ohr gelegenen Lymphdrüsen versorgt, die Haut des Scheitels von den hinter dem Ohr gelegenen, die Haut des Hinterkopfes von den okzipitalen Lymphdrüsen.

Am Auge versorgen die Lymphdrüsen des Unterkiefers die Lider und die Bindehaut, die bukkalen Drüsen den medialen, die vor dem Ohr gelegenen Lymphdrüsen den lateralen Anteil des Auges.

Vom Ohre werden Muschel, Gehörgang und Trommelfell von den vor und hinter dem Ohr gelegenen Drüsen und von den tiefen Halsdrüsen versorgt, Cavum tympani und die Eustache'sche Röhre von den retroaurikulären, retropharyngealen und den tiefliegenden zervikalen Lymphdrüsen.

Die Haut der Nase gehört den vor dem Ohr gelegenen, den Wangendrüsen, den tiefen Halsdrüsen und den Drüsen des Unterkiefers zu, die Schleimhaut der Nase und der Nebenhöhlen den Drüsen des Unterkiefers, den tiefen zervikalen und den retropharyngealen Lymphdrüsen.

Im Bereiche des Mundes gehören die Haut der Lippen zum Stromgebiete der submaxillaren und submentalen Drüsen, die Wangenhaut zum Gebiete der submaxillaren und der oberflächlich gelegenen zervikalen Drüsen, während die Mundschleimhaut die Lymphe zu den submaxillaren, den Wangendrüsen und den oberflächlichen zervikalen Drüsen sendet. Die Außenfläche der Kiefer gehört in das Bereich der submaxillaren Drüsen; von der Innenfläche sendet der Oberkiefer die Lymphe zu den tiefen Halsdrüsen, der Unterkiefer zu diesen und zu den Drüsen des Unterkiefers. Die oberen Zähne werden von den submaxillaren Drüsen versorgt, die unteren Zähne von den tiefen Halsdrüsen. Der Gaumen gehört ebenfalls ins Bereich der tiefen Halsdrüsen, die Zunge zu diesen und zu den submaxillaren und submentalen Drüsen. Der Pharynx sendet die Lymphe zur Glandula infrahyoides sowie zu den retropharyngealen und den tiefen Halsdrüsen, die Gaumentonsille nur zu den tiefen Halsdrüsen.

Am Halse ist die Verteilung der Lymphdrüsen in folgender Weise aufgeteilt: Der Nacken gehört in das Bereich der okzipitalen, der tiefen zervikalen und der axillaren Drüsen, die Haut des Halses vorn zu den oberflächlichen und den tiefen Halsdrüsen, der Larynx zu den infrahyoidalen, prälaryngealen und prätrachealen Lymphdrüsen, die Trachea zur prälaryngeal gelegenen, den prätrachealen und den tiefen Halsdrüsen, der Ösophagus zu den prätrachealen und den tiefen Halslymphdrüsen, die Thyreoidea zu den prälaryngealen, den prätrachealen, den paratrachealen und den tiefen Halslymphdrüsen.

An den Armen wird die Haut des Unterarmes an der ulnaren Seite von den kubitalen und axillaren Drüsen versorgt, der radiale Anteil von den axillaren Drüsen allein, ebenso der Oberarm, während die tiefen Partien der Arme zu den axillaren und den tiefen kubitalen Lymphdrüsen gehören.

An der Brust sendet die Haut ihre Lymphe zu den axillaren Lymphdrüsen, die Mamma in ihren lateralen Anteil zu den axillaren, infraklavikularen und sternalen Drüsen, der mediale Anteil nur zu den sternalen Drüsen. Die Brustmuskeln gehören in das Stromgebiet der axillaren, der sternalen und der supraklavikularen Drüsen, Thorax und Pleura zu den interkostalen und sternalen Drüsen, die Lunge zu den bronchopulmonalen, den tracheobronchialen und der Lymphoglandula bifurcationis; Herz und Thymus werden nur von den vorderen mediastinalen Drüsen versorgt, während der Ösophagus von den tiefen Halsdrüsen, den paratrachealen, den bronchialen, den hinteren mediastinalen und den oberen Magenlymphdrüsen versorgt wird.

Innerhalb des Bauches gehört das Zwerchfell zum Bereich der sternalen, der vorderen und der hinteren mediastinalen und den an der Aorta gelegenen Lymphdrüsen, zu den an der Aorta gelegenen Drüsen auch die Niere und die Nebennieren; den Ureter versorgen die Lymphoglandulae aorticae, iliacae communes, hypogastricae und lienales; die lienales auch die Milz. Dem Duodenum gehören die Pancreaticae und Pancreatico-duodenales zu, dem Jejunum, Ileum, Coecum und Processus vermiformis die Mesenteriallymphdrüsen, dem Colon die Drüsen des Mesocolons, dem Magen die Lymphoglandulae gastricae, pancreatico-lienales und aorticae.

Die wichtige Rolle der Leber im Lymphsystem wird dadurch charakterisiert, daß ihre Lymphe folgenden Drüsen zufließt: Lymphoglandulae hepaticae, aorticae, gastrici superficiales, pancreaticolienales, sternales und mediastinales anteriores. Die Gallenblase gehört ins Bereich der oberflächlichen Pankreaslymphdrüsen. Auch das Pankreas sendet Lymphe zu mehreren Drüsen, zu den pankreatikolienalen, den Leber- und oberflächlichen Magenlymphdrüsen, den mesenterialen und den an der Aorta gelegenen Drüsen.

Den Nabel versorgen die Epigastricae inferiores und Iliacae, die Bauchhaut unterhalb des Nabels die oberflächlichen inguinalen Lymphdrüsen.

Im Bereiche des Beckens gehört die Prostata in das Gebiet der Lymphoglandulae iliacae externae, der hypogastricae, vesicales, sacrales, laterales und haemorrhoidales, die Samenblase und der Ductus deferens zu den hypogastrischen Drüsen, Hoden und Nebenhoden zu den aortalen Lymphdrüsen. Am weiblichen Genitale gehört der obere Anteil der Vagina zum Stromgebiete der hypogastrischen, der iliakalen, der anorektalen Drüsen, das unterste Drittel zu den oberflächlichen inguinalen und den hypogastrischen Drüsen, die Cervix uteri zu den iliakalen, das Corpus uteri zu den iliakalen und den aortalen Drüsen, der Tubenwinkel aber zu den oberflächlich gelegenen Inguinaldrüsen, Tuben und Ovarien zu den aortalen Drüsen.

Die äußeren Anteile des Rektums werden von den oberflächlichen Inguinaldrüsen versorgt, der im Becken gelegene Anteil von den anorektalen und den oberflächlichen hämorrhoidalen Lymphdrüsen; das Scrotum, ebenso wie die Vulva gehört in das Bereich der oberflächlichen Inguinaldrüsen, der Penis zu den oberflächlichen und den tiefen Inguinaldrüsen und zu den iliakalen Lymphdrüsen.

An den Beinen wird die Haut von den oberflächlichen Inguinaldrüsen versorgt, die tieferen Partien von oberflächlichen und in der Tiefe gelegenen Inguinaldrüsen und von den Drüsen an der Poplitea; das Hüftgelenk von tiefen Inguinaldrüsen, von den hypogastrischen und den äußeren iliakalen Lymphdrüsen.

Lymphdrüsen und Konstitution

In den verschiedenen Systemen der Konstitutionsforschung und unter den aufgestellten konstitutionellen Typen spielt der Status thymicolymphaticus eine große Rolle. Er sollte dadurch charakterisiert sein, daß manche Menschen abnorm stark entwickelte lymphatische Apparate und eine außergewöhnlich große Thymusdrüse aufweisen und daß von diesen Menschen ein auffallend hoher Prozentsatz eines plötzlichen, sonst völlig unerklärlichen Todes stirbt. Wenn auch die Diskussion über diesen Typus noch nicht endgültig geschlossen ist, so ist die Grundlage dieser Lehre in den letzten Jahren doch stark erschüttert worden. Denn das wichtigste Kriterium, die große Thymusdrüse, die man bei der Obduktion plötzlich Verstorbener so oft fand, wurde im Kriege auch bei Soldaten festgestellt, die ihren Verletzungen rasch erlagen. Es wird nunmehr angenommen, daß jede länger anhaltende Krankheit die lymphatischen Apparate und die Thymusdrüse zum Schwinden bringe, so daß bei den plötzlich Verstorbenen nur der normale Zustand des Lebenden, die großen Drüsen, angetroffen werde, ohne daß ein ursächlicher Zusammenhang zwischen Tod und Drüsenhypertrophie besteht.

Trotzdem aber wissen wir, daß manche Menschen ohne Zeichen einer Krankheit viel größere, tastbare Lymphdrüsen haben, als die meisten anderen. Besonders jene Kinder, die häufig zu Ekzemen der Haut, zu Katarrhen der Schleimhäute, zum Nesselausschlag der Säuglinge (dem Strophulus) oder zu Asthma neigen, und die mit dem Ausdruck „exsudative Diathese" umfaßt werden, weisen fast immer vergrößerte Lymphdrüsen auf. Der Zusammenhang ist wohl nicht so, daß ein gewisser Konstitutionstypus „lymphatischer" Kinder mit ihren großen Lymphdrüsen zu Katarrhen neigt, sondern daß die „Exsudationen", die Katarrhe der Nase und der Bronchien und die Ekzeme das Eindringen von Bakterien in den Organismus ermöglichen. Werden diese immer wieder von den regionären Lymphdrüsen abgefangen, so schwellen diese Drüsen an und können nun getastet werden. Es handelt sich dabei also um sekundäre Veränderungen an den Lymphdrüsen.

Anders liegen die Verhältnisse für die einfacher gebauten adenoiden Gewebe, wie die Tonsillen, die Zungenbälge und die Lymphfollikel des Darms. Diese sollen nach der Auffassung Czernys auch durch einseitige Kost, vor allem durch ein Übermaß an Milch und Eiern, zum Anschwellen gebracht werden, während sie unter einer an Gemüsen und Obst reichen und an Milch und Eiern ärmeren Kost kleiner werden können. Einen ähnlichen Zusammenhang zwischen der Größe der lymphatischen Apparate und der Diät vermutet auch Scheer, der im Tierversuch durch übermäßige Zufuhr von Vitamin B (Hefe) eine Vergrößerung von Thymusdrüse und Milz erzeugte. Trotz dieser Einschränkung, daß das pathologisch-anatomische Kriterium für den Status thymicolymphaticus sich als der physiologische Normalbefund herausgestellt hat, und daß ähnliche Erscheinungen durch einseitige Kost herbeizuführen sind, kann doch nicht mit voller Sicherheit abgelehnt werden, daß manche Menschen leichter als andere zu einer Vergrößerung ihrer lymphatischen Apparate neigen, daß es also einen „Status lymphaticus" und „Lymphatiker" gibt. Denn man findet schon bei Säuglingen in den ersten Lebensmonaten, bei denen sonst überhaupt kein pathologischer Befund zu erheben ist, kleine palpable Lymphdrüsen an den verschiedensten Körperstellen und spricht dann von einer Mikropolyadenie. In Analogie zu Befunden an Erwachsenen war man früher geneigt, diese Art von Drüsenschwellungen für ein luetisches Symptom zu halten; nach Einführung der serologischen Luesdiagnose hat sich dies aber als ein Irrtum herausgestellt. Eine größere pathologische Bedeutung kommt diesem Symptome nicht zu.

Wenn bei verschiedenen Infektionen und anderen Schädigungen, denen der Organismus ausgesetzt ist, im strömenden Blut eine Vermehrung der Lymphozyten gefunden wird, sprechen wir von einer lymphatischen Reaktion. Ob diese Reaktion von der Art der Erreger allein abhängt, wie bei der Tuberkulose, oder ob es manchmal nur die konstitutionelle Anlage des Betroffenen ist, in dieser Weise zu reagieren, ist nicht geklärt; doch scheint in allerletzter Zeit die Waage sich auf die Seite der konstitutionellen Bedingtheit zu neigen. Auch diese Menschen müßte man zum lymphatischen Typus rechnen. Doch ist in keiner Weise klargestellt, welche Rolle dabei die Lymphdrüsen selbst spielen.

Eine Erklärung für die Ausbildung eines lymphatischen Typus könnte in folgender Richtung gesucht werden: Gewisse Stoffe, die man als Lymphagoga bezeichnet, erzeugen ein Vergiftungsbild, das viel Ähnlichkeit mit dem anaphylaktischen Schock hat. Diese Substanzen lösen eine starke Hyperämie des Pfortadergebietes (Lebersperre) aus und geben zu starker Vermehrung der Lymphbildung in der Leber Anlaß. Von diesen Stoffen entstehen einige, wie das Histamin, im Körper. Sie werden durch eine andere ebenfalls spontan im Körper gebildete Substanz, das Adrenalin der Nebenniere, kompensiert. Man kann sich vorstellen, daß eine überreiche Bildung der einen oder eine geringe Bildung der anderen Gruppe von Stoffen zu ständig erhöhtem Lymphfluß und schließlich zu Vergrößerung der lymphatischen Apparate führen.

Allgemeine Pathologie der Lymphdrüsen

Wo immer Bakterien in den Organismus eindringen, gelangen sie aus den Gewebsspalten in das außerordentlich dichte System der Lymphgefäße, werden bis zu den nächstgelegenen Lymphdrüsen verschleppt und dort abgefangen. Die regionären Lymphdrüsen an jenen Körperstellen, die häufig Einbruchstellen für die verschiedensten Erreger sind, werden nach einiger Zeit vergrößert sein und tastbar werden, auch dann, wenn es sich immer nur um harmlose, nicht pathogene Mikroorganismen handelte. So weisen z. B. alle Männer, die sich rasieren, palpable Drüsen im Nacken auf, Kinder, die oft an Schnupfen leiden, zeigen Lymphdrüsenschwellungen am Unterkiefer oder im Nacken und verlauste Kinder haben große präaurikuläre Lymphdrüsen.

Diese Zustände bezeichnet der pathologische Anatom als markige Schwellung, bei stärkerem Reiz als Katarrh des Lymphsinus. Sie sind mit einer Ausschwemmung von Lymphozyten in die Blutbahn vergesellschaftet. Werden aber durch einen Krankheitsprozeß zahlreiche Lymphdrüsen zerstört, also die Produktionsstätte der Lymphozyten vernichtet, dann wird ein Absinken der Lymphozytenzahl im strömenden Blut, eine Lymphopenie, beobachtet.

Welche anatomischen Veränderungen im einzelnen Falle an den Lymphdrüsen zu sehen sind, ist von der Art der eingedrungenen Bakterien abhängig. Neben den typischen tuberkulösen oder luetischen Formen, die spezifische chronische Erkrankungen machen, sind es besonders die verschiedenen Eitererreger, die durch kleinste Verletzungen der Haut oder durch die Schleimhaut des Respirationstraktes eindringen und dann Abszeßbildung verursachen können. Am häufigsten sind die Drüsen am Hals, in der Achsel oder in der Ellenbeuge befallen. Es entstehen meistens zuerst ganz kleine Abszeßchen in der Lymphdrüse, die dann zu einem größeren Eiterherd zusammenfließen und, wenn sie nicht rechtzeitig inzidiert werden, nach außen durchbrechen können. Ganz ähnliche Vorgänge spielen sich auch sehr oft in tuberkulösen Lymphdrüsen ab, doch liegt dann in vielen Fällen eine Sekundärinfektion durch Eitererreger vor.

Neben diesen und ähnlichen, durch die Art der Bakterien

charakterisierten Erkrankungen gibt es Lymphdrüsenschwellungen, deren Ätiologie nicht so klar liegt. Werden dabei viele Drüsen zugleich ergriffen, so sprechen wir von Systemerkrankungen, die mit und ohne Veränderungen des Blutbildes einhergehen können (Leukämien und sogenannte Pseudoleukämien).

Eine besondere Rolle spielen die Lymphdrüsen in der Pathologie der Tumoren, vor allem beim Karzinom. Sie sind fast immer die ersten Organe, auf die maligne Tumoren übergreifen, so daß es hier zu den ersten Metastasen kommt. Außerdem gibt es auch Tumoren, die in den Lymphdrüsen beginnen. Dabei kommt es zu einer Wucherung des lymphatischen Gewebes, in selteneren Fällen auch zu der des bindegewebigen Stützapparates. Die gutartigen Formen der Lymphdrüsenschwellungen bezeichnet man als Lymphome schlechtweg, ein primärer maligner Lymphdrüsentumor ist das Lymphosarkom, während die Lymphogranulomatose eine Mittelstellung zwischen Lymphom und Lymphosarkom einnimmt.

Die speziellen Erkrankungen der Lymphdrüsen

Die tuberkulösen Lymphdrüsenerkrankungen

Jede Erkrankung an Tuberkulose geht mit einer Beteiligung der Lymphdrüsen einher. Wo auch immer der Tuberkelbazillus in den Körper eindringt, stets ist die Infektion von einer Erkrankung der nächstgelegenen Lymphdrüsen gefolgt, die zu mächtigen Paketen anschwellen. Von hier aus werden immer weitere Drüsen ergriffen, deren Umfang aber stets hinter dem Umfang der zuerst befallenen Drüsen zurückbleibt, so daß man von einem Lokalisationsgesetz sprechen kann. Dieses Verhalten gestattet, aus der Lokalisation der großen Drüsenpakete auf die Eintrittspforte der tuberkulösen Infektion zu schließen. Spätere Stadien der Tuberkulose, besonders die Lungenphthise, gehen ohne wesentliche Beteiligung der Lymphdrüsen einher. Starke Mitbeteiligung der lokalen Drüsen zeigen demnach ein frühes Stadium einer tuberkulösen Erkrankung an.

So fand man z. B. in den Hungerjahren nach dem Kriege bei Säuglingen öfters Formen von Lungentuberkulose mit ausgedehntem Zerfall, also mit recht großen Kavernen, wie dies sonst bei Säuglingen recht selten ist. Aus der mächtigen Beteiligung der bronchialen Lymphdrüsen konnte man ersehen, daß es sich dabei nicht um eine mit der Lungenphthise der Erwachsenen identische Spätform handelte, sondern daß bei diesen Kindern die Infektion sehr rasch zu einem

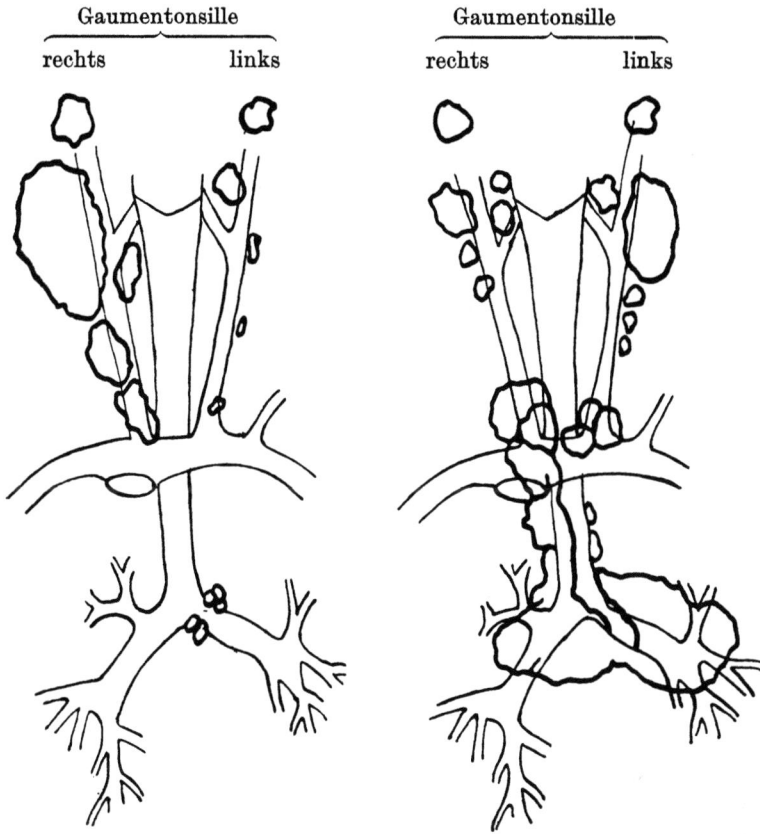

Abbildung 1

a) Primäre rechtsseitige Gaumentonsillentuberkulose, sekundäre bronchogene Infektion der Lungen, deszendierende lymphogene Ausbreitung der Infektion bis zum Einbruch in die Vena anonyma

b) Primäre Lungentuberkulose (links), sekundäre Tuberkulose der Gaumen- und Rachentonsillen, aszendierende Ausbreitung der Infektion bis zum Einbruch in den Venenwinkel

Nach Camill Ruff aus dem Artikel von Keller und Moro in Pfaundler-Schlossmann, Handbuch der Kinderheilkunde

ausgedehnten Lungenprozeß geführt hat, der in seiner ganzen Ausdehnung zerfallen ist und so zur Kaverne wurde. Man muß annehmen, daß für diesen Verlauf die mangelhafte Ernährung, wahrscheinlich der Vitaminmangel, verantwortlich war. Denn der tuberkulöse Primäraffekt der Lunge, der meistens in Form einer ganz kleinen, umschriebenen käsigen Pneumonie verläuft, kann öfters kavernös zerfallen. Doch da er fast immer außerordentlich klein ist, macht er keine weiteren Symptome. Wegen dieser geringen Ausdehnung wird er auch bei Obduktionen meistens nur gefunden, wenn speziell danach gesucht wird. Er wird an Ausdehnung fast immer von den regionären Lymphdrüsen ganz wesentlich übertroffen. Primäraffekt und die stark angeschwollenen regionären Lymphdrüsen pflegt man als den Primärkomplex der Tuberkulose zu bezeichnen.

Nahe Beziehungen der Tuberkulose zum System der Lymphdrüsen lassen sich auch aus dem morphologischen Blutbild erschließen. Denn bei der Tuberkulose besteht meistens eine recht erhebliche Lymphozytose und in schweren Fällen fehlen die Eosinophilen. Ein Absinken der Lymphozytenwerte gilt dabei im allgemeinen als schlechtes, ihr Anstieg als gutes Zeichen, die vermehrte Bildung und Ausschwemmung der Lymphozyten ins Blut als Abwehrreaktion des Organismus. Denn sogar im Kulturverfahren kann man die Entwicklung der Tuberkelbazillen durch Zusatz einer Lymphozytenaufschwemmung hemmen. Die Theorie von Bergel vertritt die Ansicht, daß durch die Tuberkelbazillen ein Reiz zur Bildung von Lymphozyten gesetzt wird und daß diesen durch Bildung fettlösender Fermente, Lipasen, eine wichtige Rolle im Abwehrkampfe des Organismus zukommt, weil es gerade die wachsartige Hülle der Tuberkelbazillen ist, die einen Angriff der Antikörper erschweren. Gelingt es den Lipasen der Lymphozyten, diese Wachshülle zu zerstören, dann kann das Bakterium erst im Abwehrkampfe des Körpers angegriffen werden. Ob sich die Lymphozyten wirklich nur in dieser Weise auswirken, sei dahingestellt. Jedenfalls aber bestehen sehr enge Beziehungen zwischen dem Verlaufe der Tuberkulose und dem System der Lymphdrüsen und ihrer Abkömmlinge, der Lymphozyten, so daß ihr Verhalten ganz gut als Maßstab für die Abwehrfähigkeit des Organismus herangezogen werden kann.

Andere Veränderungen des Blutes, die häufig bei der Tuberkulose geprüft werden und Fortschreiten oder Stillstand der Tuberkulose anzeigen sollen, wie die Senkungsgeschwindigkeit der roten Blutkörperchen oder die damit in engem Zusammenhang stehende Veränderung des Bluteiweißbildes, insbesondere die Vermehrung der Globuline, geben nicht so sehr Aufschluß über die Abwehrkräfte des Körpers, als über das Fortschreiten von Einschmelzvorgängen und zeigen vermehrten Zellzerfall an.

Die tuberkulöse Erkrankung der Lymphdrüse beginnt mit der Bildung kleinster Tuberkel, die größer werden und konfluieren. In der weiteren Entwicklung kann es manchmal zu einer mehr diffusen Erkrankung mit starker Vergrößerung der Drüsen kommen, die makroskopisch kein für Tuberkulose charakteristisches Aussehen haben und deren tuberkulose Ätiologie im mikroskopischen Bild durch die Riesenzellen und öfters durch Auffinden von Tuberkelbazillen bewiesen wird. In der weitaus größeren Zahl der Fälle aber tritt die für die Tuberkulose der Lymphdrüsen charakteristischste Form auf, die Verkäsung. Es kommt dabei zu Erweichung und zu nekrotischem Zerfall des Drüsenparenchyms, bis endlich die ganze Drüsenkapsel, die dabei meistens intakt bleibt, von diesen kreidigweichen Massen erfüllt ist. Schließlich kommt es dann zu Rückbildungserscheinungen, die mit einer vollkommenen Verkalkung, in sehr seltenen Fällen mit einer Verknöcherung, ihren Abschluß finden. Manchmal können verkäste Drüsen auch durchbrechen und sehr gefürchtete Komplikationen auslösen. Die Verkalkung stellt die häufigste Art dar, in welcher tuberkulöse Lymphdrüsen zur Ausheilung kommen; doch können auch noch in ganz verkalkten Drüsen nach vielen Jahren virulente Tuberkelbazillen gefunden werden.

Bei der primären Tuberkulose beherrschen die Lymphdrüsen meistens das Krankheitsbild. Da sie stets in der Nähe der Eintrittspforte auftreten, müssen verschiedene Krankheitsbilder entstehen, wenn der Bazillus auf verschiedenen Wegen in den Körper eindringt.

Lymphome in inguine

Eine Infektion im Bereich der Extremitäten ist relativ selten, doch hat sich auch hier das Lokalisationsgesetz wiederholt bewährt. Es sei hier an die oft zitierten Komplikationen aus der Zeit der ersten Masernprophylaxe mit Rekonvaleszentenserum erinnert; es kam dabei, wenn der Spender nicht völlig tuberkulosefrei war, bei einigen Kindern nach Injektion des Serums in die Oberschenkelmuskulatur zu einer lokalen Tuberkulose an der Injektionsstelle mit mächtigen Drüsenpaketen in inguine, die jahrelang bestanden. Eine ähnliche Lokalisation der primären Drüsenpakete findet sich bei der sogenannten Beschneidungstuberkulose, wenn die Wunde nach der rituellen Zirkumzision jüdischer Neugeborener mit Tuberkelbazillen infiziert wurde. Auch bei diesen Kindern, von denen einige hundert in der Literatur beschrieben sind, traten mächtige Lymphdrüsenpakete in der Leistenbeuge auf, die das Krankheitsbild im Anfang beherrschten. Diese Kinder erlagen fast ausnahmslos der Infektion, weil so junge Kinder gegen Tuberkulose nicht widerstandsfähig sind und die Lymphdrüsen nicht imstande sind, die eingedrungenen Bakterien komplett abzufangen und zu vernichten. In späteren Altersstufen bleibt die Tuberkulose oft genug auf den Primärkomplex allein beschränkt.

Lymphomata colli

Viel häufiger, als die Infektion von der Haut aus erfolgt, bilden die Schleimhäute die Eintrittspforte der Tuberkulose. Die Infektion des Respirationstraktes steht in der Pathologie der menschlichen Tuberkulose weitaus im Vordergrunde, da die häufigste Infektionsquelle die Tröpfchenaussaat durch Patienten ist, die an offener Tuberkulose leiden und mit jedem Husten und Niesen, ja schon beim Sprechen, große Mengen von Tuberkelbazillen in ihre Umgebung ausstreuen.

In solchen Fällen kann sich die Infektion schon in den oberen Luftwegen festsetzen, an der Schleimhaut der Nase oder des Mundes, vor allem aber an den Tonsillen. So sind Infektionen bei Säuglingen beschrieben, bei denen der tuberkulöse Primäraffekt unter dem Bilde einer lakunären Angina verlief. Da in den ersten Lebensmonaten die lakunäre Angina sehr selten vorkommt, sollte man in jedem solchen Fall an diese Zusammenhänge denken. Aber auch bei älteren Kindern deckt die histologische oder bakteriologische Untersuchung der Tonsillen in einem recht erheblich großen Prozentsatz eine Beteiligung an der Tuberkulose auf. Bei allen den Kindern, bei denen die Tuberkelbazillen im Bereich der oberen Luftwege oder an den Tonsillen eingedrungen sind, kommt es dem Lokalisationsgesetz entsprechend zu mächtigen Drüsenpaketen am Hals, die manchmal jahrelang stationär bleiben, in anderen Fällen wieder zu einem Weiterwandern der Infektion auf dem Lymphwege oder zu einem Einbruch in die Blutbahn Anlaß geben können.

Werden solche tuberkulöse Drüsen durch Eitererreger sekundär infiziert, so kommt es zu Vereiterung und zum Durchbruch nach außen mit den häßlichen, ,,gestrickten" Narben, die noch nach Jahrzehnten die Diagnose gestatten. Diese Form der Tuberkulose wird meistens als skrophulös bezeichnet. Dieser Ausdruck stammt aus der Zeit vor der Entdeckung des Tuberkelbazillus durch Robert Koch; es waren damals die Zusammenhänge zwischen den verschiedenen Formen tuberkulöser Erkrankungen noch nicht klar und diese Fälle von Tuberkulose der Halslymphdrüsen wurden nicht scharf von dem Krankheitsbilde der exsudativen Diathese geschieden, da ja auch bei diesen Kindern mit ihren ständigen Katarrhen und Schnupfen die Halslymphdrüsen vergrößert sind. Dabei kommt es durch die Neigung zu Ekzemen überhaupt und durch die Reizung der Haut durch die vermehrt gebildeten Sekrete bei kleinen Kindern oft zu einer Verdickung der Oberlippe, die früher für charakteristisch für die Skrophulose gehalten wurde.

Heute wird dieser etwas antiquierte Ausdruck von verschiedenen Autoren auch für verschiedene Erscheinungsformen gebraucht. Er sollte jetzt für jene Kinder reserviert bleiben, die an exsudativer Diathese leiden und dazu eine Tuberkulose der oberen Luftwege mit der dazu gehörigen Tuberkulose der Halslymphdrüsen bekommen haben. Wir wissen nunmehr, daß das Gefahrenmoment einzig und allein in der Tuberkulose liegt und daß auch alle anderen Symptome, wie Fieber, Blutbefund, miliare Aussaat und Meningitis, die Folgen der tuberkulösen Infektion sind.

Bronchialdrüsentuberkulose

Viel häufiger als an den oberen Luftwegen dringen die Tuberkelbazillen im Bereich der Lunge in den Körper ein. Sie verursachen hier meistens nur einen ganz kleinen Primärherd, der als kleines Infiltrat beginnt, oft zur käsigen Pneumonie wird und in manchen Fällen nekrotisch zerfällt und dann fast gänzlich ausgehustet werden kann, so daß an seiner Stelle eine winzig kleine Kaverne zurückbleibt. Viel häufiger aber kommt es am Rande des Primärherdes zur Ausbildung von Tuberkeln, eines reaktiven Walls, und im Verlaufe von Monaten und Jahren zur Ausheilung unter Narbenbildung und Verkalkung (Ghonscher Herd). Ausnahmslos schließt sich an die Infektion eine Erkrankung der nächstgelegenen bronchialen Lymphdrüsen an, wohin die Bazillen auf dem Lymphwege verschleppt werden. Hier kommt es nun zu einer oft ganz außerordentlichen Schwellung der Drüsen, die den ersten Herd in der Lunge an Ausdehnung weit übertreffen. Der Primärherd sitzt zumindest im Kindesalter sehr selten im Oberlappen, meistens in den mittleren Partien der Lunge, öfters rechts als links, sehr oft knapp unter der Pleura. So kann es schon in diesem Stadium der Tuberkulose zu einer serösen Pleuritis kommen, die besonders häufig interlobär sitzt.

Dem beinahe gesetzmäßigen Verlaufe der frischen tuberkulösen Infektion entsprechend sind es auch immer wieder die gleichen Drüsen, die zuerst befallen werden, besonders eine Drüse im ersten bronchialen Teilungswinkel und benachbarte bronchopulmonale Drüsen. Von hier aus werden dann weitere Drüsen in der Richtung des Lymphstromes ergriffen, die den großen Lymphgefäßen entlang bis zur Einmündung in das Venensystem hin liegen. Auch wenn eine höher gelegene tracheobronchiale Lymphdrüse zuerst befallen ist, kommt es nie zu einer rückläufigen Beteiligung tiefer gelegener Drüsen. Dagegen ist aber ein Übergreifen von rechts nach links und umgekehrt sehr häufig, da zwischen den Lymphgefäßen sehr dichte Anastomosen bestehen. Schon aus dem Lokalisationsgesetz, daß die Drüsen um so kleiner bleiben, je weiter ab sie vom Primärherd ent-

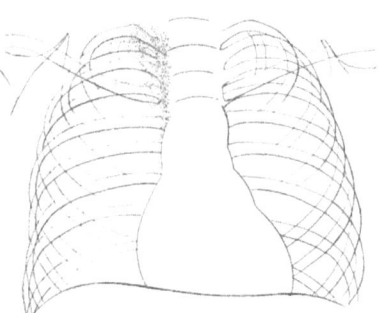
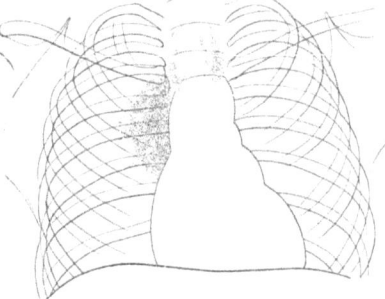

Abbildung 2. Schornsteinartige Verbreiterung des Mittelschattens bei Bronchialdrüsentuberkulose

Abbildung 3. Halbkugeliger, dem Herzschatten aufsitzender Drüsenschatten bei Bronchialdrüsentuberkulose

fernt sind, kann man annehmen, daß den Drüsen eine Abwehrfunktion zukommt, die sie recht gut erfüllen. In der Tat bleibt in vielen Fällen die Krankheit überhaupt auf den Primärherd und die regionären Lymphdrüsen allein beschränkt, die nicht einmal besonders groß werden müssen und auch keine besonderen lokalen Erscheinungen zu machen brauchen. Zumindest stellen wir uns vor, daß die Infektion in dieser Art bei all den vielen Kindern verläuft, bei denen zur Zeit des Schulbesuches oder aus einem anderen Anlaß eine Tuberkulinreaktion gemacht wird und positiv ausfällt, ohne daß von einer vorausgegangenen Krankheit irgend etwas bekannt ist. Die primäre Tuberkulose ist klinisch nicht sehr charakteristisch und wird eben sehr häufig übersehen, weit öfters noch für eine harmlose Grippe gehalten. Es besteht zwar immer Fieber, das aber nicht sehr hoch zu sein pflegt, und nur die längere Dauer kann daran mahnen, daß es sich hier doch um mehr als um eine harmlose Bronchitis oder sonst eine „Erkältung" handelt. Der Primärherd in der Lunge macht wegen seiner geringen Ausdehnung keine klinischen Erscheinungen und kann anfangs durch keine Untersuchungsmethode nachgewiesen werden. Erst nach Jahren, wenn sich reichlich Kalksalze hier abgelagert haben, wird er im Röntgenbilde sichtbar. Anders die Drüsenpakete, die schon wegen ihres Umfangs im Röntgenbild aufscheinen. Es kann zwar einmal auch vorkommen, daß z. B. bronchopulmonale Drüsen, obwohl sie eine recht ansehnliche Größe erreicht haben und schon verkäst sind, im Röntgenbild noch völlig vom Herz-

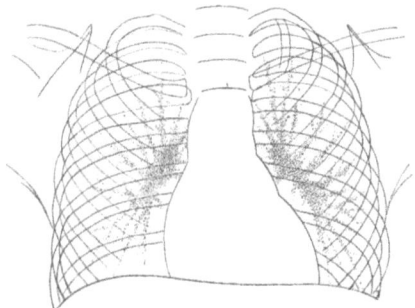 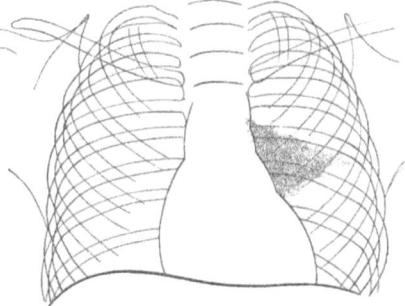

Abbildung 4. Verstärkte Hiluszeichnung bei Bronchialdrüsentuberkulose

Abbildung 5. Sluka'sches Dreieck. Bronchialdrüsentuberkulose mit interlobärem Erguß

schatten verdeckt werden. In der Mehrzahl der Fälle aber sind die Drüsen als mehr oder weniger deutlich abgegrenzter Schatten nachweisbar, der entweder „schornsteinartig" den Mittelschatten verbreitert oder halbkugelig dem Mittelschatten aufsitzt oder als unregelmäßiges Gebilde weit in die Lungenfelder hineinragt. Sehr häufig, vor allem wenn noch ein interlobärer Erguß hinzukommt, reicht der Schatten weit hinaus und nimmt dabei nach außen hin an Breite ab, so daß in der Röntgenprojektion eine deutliche Dreiecksform zu sehen ist (Slukasches Dreieck).

Wenn sich aber auch die Drüsen vollständig hinter dem Herzschatten verbergen, ist an der vermehrten Hiluszeichnung, die eine Stauung im Bereich der Lungengefäße anzeigt, der Mediastinaltumor zu erkennen, der besonders im Kindesalter sehr häufig ein tuberkulöses Drüsenpaket ist.

Im Kindesalter kann daher die Diagnose relativ einfach sein. Bestehen subfebrile Temperaturen (37,0 bis 37,5) oder ausgesprochenes Fieber, das längere Zeit anhält, ohne daß eine andere Ursache dafür gefunden werden kann, so muß man eine Tuberkulinreaktion machen. Fällt sie positiv aus, so sagt das nur, daß eine tuberkulöse Infektion vorausgegangen ist. In den ersten Lebensjahren kann man oft die eben vorliegende Erkrankung mit dieser Infektion in Zusammenhang bringen, und positive Tuberkulinreaktion in den ersten vier Lebensjahren läßt schon allein eine Bronchialdrüsentuberkulose vermuten. Ein positiver Röntgenbefund kann dann diese Annahme endgültig stützen. Bei älteren Kindern ist größere Vorsicht nötig, da die positive Tuberkulinreaktion durch einen älteren, schon abgelaufenen Prozeß bedingt sein kann.

Nicht genug dringend kann man aber davor warnen, einen positiven Röntgenbefund allein, etwa gar bei negativen Tuberkulinreaktionen, für die Diagnose einer Bronchialdrüsentuberkulose für genügend zu erachten. Denn eine Beteiligung der nächstgelegenen Lymphdrüsen kann bei jeder Infektion der Lunge festgestellt werden und nur die Dauer des Bestandes dieser Drüsen kann vielleicht für eine tuberkulöse Ätiologie herangezogen werden. Ich erinnere mich an einen Knaben, der nach der Operation eines postpneumonischen Empyems mächtige Drüsenpakete im Röntgenbild aufwies und bei dem noch nach mehr als einem Jahre bei jedem harmlosen Schnupfen wieder die Vergrößerung der Drüsen bei der Durchleuchtung festgestellt werden konnte. Bei einer solchen Attacke wurde er von Ärzten, die die Vorgeschichte nicht kannten, untersucht und sollte unter der Diagnose einer Bronchialdrüsentuberkulose in eine Lungenheilanstalt abgegeben werden. Dies wurde verhindert und wenige Wochen später war der Röntgenbefund wieder negativ. Ebenso findet man bei Kindern mit Keuchhusten oder mit Asthma bronchiale usw. Vergrößerungen der bronchialen Lymphdrüsen im Röntgenbild. Es sind also auch im Kindesalter die Begriffe Bronchialdrüsen und Bronchialdrüsentuberkulose durchaus nicht identisch.

Anderseits dürfen auch rasche Änderungen im Ausmaß des Drüsenschattens nicht als Beweis gegen die Annahme einer Tuberkulose angeführt werden. Denn sehr häufig treten entzündliche Prozesse in der Umgebung der Drüsen auf, die sogar auf die Lunge übergreifen und doch rasch wieder schwinden können. Sie verhalten sich ähnlich wie die nicht spezifischen Prozesse in der Umgebung tuberkulöser Lungenherde, wie sie gerade beim Kind sehr häufig auftreten, die unter dem Namen einer Epituberkulose beschrieben wurden.

Ebenso unberechtigt ist es natürlich, die Diagnose einer Bronchialdrüsentuberkulose aus der Temperaturkurve allein stellen zu wollen. Immer wieder wird aber gerade dieser Fehler von Eltern und manchmal auch von Ärzten gemacht. Immer wieder wird bei jeder länger anhaltenden Temperatursteigerung ohne nachweisbare Veranlassung eine tuberkulöse Infektion angenommen. Neben zahllosen anderen oft okkult bleibenden Ursachen gibt es bei Kindern eine Bewegungshyperthermie, die sich besonders bei der Temperaturmessung im After irreführend bemerkbar macht, ferner eine bei Neuropathen besonders häufige konstitutionelle Hyperthermie ohne jede weitere Bedeutung für das Kind und seine Entwicklung, die am ehesten schwindet, wenn man sich um sie gar nicht kümmert, und die in manchen Fällen nach Atropinmedikation aufhört.

Wenn beim kleinen Kind der positive Röntgenbefund bei positiver Tuberkulinreaktion genügender Anlaß ist, eine Bronchialdrüsentuberkulose zu vermuten, so kann es unter Umständen und besonders bei älteren Kindern zu ganz erheblichen diagnostischen Schwierigkeiten kommen. Die meisten klinischen Symptome, die eine Bronchialdrüsentuberkulose anzeigen sollen, weisen nur auf einen raumbeengenden Prozeß im Mediastinum hin, ohne etwas Näheres über die Ätiologie auszusagen. Der Perkussionsbefund ist im allgemeinen recht unsicher, eine Dämpfung der oberen Sternumpartie oder rechts vom Sternum wird bei größeren Drüsenpaketen gefunden, kann aber in gleicher Weise auch bei retrosternaler Struma oder bei Thymusvergrößerung entstehen.

Besser verwertbar sind alle jene Symptome, die einen Druck auf die Bronchien oder die Trachea anzeigen. Das ist in erster Linie die Art des Hustens mit seinem hochklingenden Charakter und hohen Obertönen. Dieser klingende Husten, der entfernte Ähnlichkeit mit einem Krupphusten hat, ist von diesem dadurch unterschieden, daß er nur anfallweise auftritt. Aus diesem Grunde wird er aber wieder häufig mit Keuchhusten verwechselt. Der Pertussisanfall hat aber nicht diesen klingenden Charakter, wird von Reprisen unterbrochen, endet oft mit Erbrechen und tritt besonders in der Nacht gehäuft auf. Bei einiger Erfahrung ist also der klingende Husten der Bronchialdrüsen, der überdies immer nur bei Kindern in den ersten beiden Lebensjahren auftritt, leicht zu erkennen und erlaubt mit einiger Wahrscheinlichkeit die Diagnose einer Bronchialdrüsentuberkulose.

Ein weiteres Symptom, das ebenfalls durch den Druck auf die

Luftwege entsteht, ist das exspiratorische Keuchen, das mit seinem lauten Rasseln manchmal einen beängstigenden Eindruck macht. Gegen höher gelegene Atemhindernisse ist es leicht abzugrenzen, da bei diesen vor allem das Inspirium erschwert ist. Schwieriger ist manchmal die Unterscheidung des Drüsenkeuchens vom Stridor congenitus, bei dem das Alter des Kindes den Ausschlag geben wird, und gegen Krupp, dessen weitere Diphteriesymptome die Entscheidung herbeiführen. Ein anderes Symptom, das für die Diagnose oft herangezogen wird, aber nur einen raumbeengenden Prozeß im Mediastinum anzeigt, ist das D'Espinesche Zeichen: Flüstert der Patient während der Auskultation über der Wirbelsäule die Worte „trois cent trois" — es geht natürlich auch mit „dreiunddreißig" —, so hört man die bronchophonische Fortleitung normalerweise beim Kleinkind nicht weiter als bis zum siebenten Halswirbel, während bei Tumoren im Bereich des Mediastinums die Bronchophonie viel weiter hinab deutlich zu hören ist. Ähnliche Bedingungen für sein Entstehen hat das Zeichen von Eustace Smith, das in dem Auftreten eines dem Nonnensausen ähnlichen Geräusches bei Auskultation in der Höhe des 2. Interkostalraumes rechts vom Sternum besteht, wenn der Patient den Kopf weit nach rückwärts beugt. Es soll durch den Druck der Drüsentumoren auf die großen Venenstämme ausgelöst werden.

Ganz unverläßlich sind alle Symptome, die durch den Druck der Bronchialdrüsen auf die großen Nervenstämme des Mediastinums, auf Vagus und Sympaticus, entstehen können. Hieher sind Differenzen in der Pupillengröße oder Unterschiede in der Füllung der beiden Radialisarterien zu rechnen. Auf die gleiche Weise können auch Extrasystolen entstehen, die ja durch Vagusdruck ausgelöst werden können. Ihre diagnostische Verwertbarkeit für die Bronchialdrüsentuberkulose ist nicht sehr groß, da ja das auslösende Moment für Extrasystolen häufig nur schwer mit Sicherheit festzustellen ist.

Verlauf und Ausgang einer Bronchialdrüsentuberkulose hängt in erster Linie davon ab, ob die Krankheit auf die Drüsen beschränkt bleibt oder ob es zu einem Weiterschreiten auf dem Blutwege, auf dem Lymphwege oder auch durch direktes Übergreifen des Prozesses auf die Umgebung der Drüsen kommt. Jeder metastatischen Erkrankung eines weitabliegenden Organes, sei es in den Knochen, Nieren usw., muß ein Einbruch der Tuberkelbazillen in die Blutbahn vorausgegangen sein. Reichliche hämatogene Aussaat führt zur miliaren Tuberkulose, die alle Organe befallen kann. Die direkte Lebensgefahr der miliaren Aussaat wird vielleicht etwas überschätzt.

Nur die Beteiligung der Meningen, die allerdings beim Kinde mit Miliartuberkulose häufig ist, oft aber auch die einzige Lokalisation der in die Blutbahn eingebrochenen Tuberkelbazillen sein kann, muß den Tod zur Folge haben.

Ein Fortschreiten der Tuberkulose auf dem Lymphwege veranlaßt, daß einige weitere Drüsen in der Nähe des Primärkomplexes ergriffen werden. Ein rückläufiger Strom ist nicht möglich und da die Drüsen nahe bei der Einmündung der Lymphe in das Venensystem gelegen sind, erfolgt hier rasch ein Einbruch in die Blutbahn.

Eine sehr große Rolle spielt aber das Übergreifen des Prozesses auf die Umgebung. Mancher Lungenherd entsteht dadurch, daß eine Lymphdrüse erweicht, die Kapsel durchbricht und nun das Lungenparenchym ergriffen wird. Der klingende Husten und das respiratorische Keuchen zeigen an, daß die Drüsen auch die großen Luftwege komprimieren können, die Drüsen können sich in die Trachea oder großen Bronchien hinein vorwölben. In sehr seltenen Fällen kommt es auf diesem Wege zu einem vollständigen Verschluß eines Hauptbronchus und es entstehen dann die gleichen Symptome wie bei Verschluß durch einen Fremdkörper. Eine Thoraxhälfte bleibt dann beim Atmen zurück, es tritt scharfes Stenoseatmen oder Abschwächung des Atemgeräusches auf usw. Ein besonders böser Zwischenfall ist der Durchbruch einer verkästen Drüse in einen Bronchus. Dies kann sogleich zu einem vollständigen Verschluß der Glottis und zu Ersticken führen; wird dies vermieden, so ist eine ausgedehnte Aussaat mit neuen Herden in der ganzen Lunge das lebensbedrohende Resultat.

Wir sahen, daß die Bronchialdrüsentuberkulose ein in seinen klinischen Erscheinungen etwas vages und nicht sehr auffälliges Krankheitsbild bietet. Aber als Begleiterscheinung der beginnenden Tuberkulose muß es doch recht ernst bewertet werden. Liegt der begründete Verdacht vor, daß die Infektion nicht lange zurückliegt, so muß der Krankheit volle Aufmerksamkeit geschenkt werden. Vor allem ist dann das Kind möglichst guten Lebensbedingungen auszusetzen. Es muß ausreichend ernährt werden, es ist viel an die Luft zu bringen und, wenn möglich, ist eine Freiluftkur einzuleiten. Als die ideale Lösung der klimatischen Bedingungen gilt die Höhenlage. Eine spezifische Therapie mit Tuberkulin ist derzeit außer Mode, aber durchaus nicht sinnlos. Sie kann den Körper gegen die Gifte der Tuberkulose widerstandsfähiger machen. Doch sind starke Lokalreaktionen zu vermeiden. Aus diesem Grunde hat sich am ehesten noch die von Moro vorgeschlagene Behandlung mit der Einreibung einer Tuberkulinsalbe eingebürgert. Dabei wird über einem Schulterblatt oder über dem Brustbein am besten nach Entfettung mit Äther ein ca. linsengroßes Stück Ektebin Merck oder Dermotubin des Wiener serotherapeutischen Instituts über dem Brustbein oder einem Schulterblatt auf einer Kreisfläche von 5 Zentimeter Durchmesser durch eine halbe Minute vollständig in die Haut eingerieben und dieser Vorgang alle drei bis vier Wochen wiederholt. Bei sehr tuberkulinempfindlichen Kindern kann es zu starken lokalen Reaktionen kommen, in seltenen Fällen können sogar Herdreaktionen auftreten. Jedenfalls darf eine Einreibung nur dann wiederholt werden, wenn die alte Reaktion völlig abgeklungen ist. Injektionsbehandlungen mit Tuberkulin sind weniger angezeigt.

Auch Bestrahlungen mit der Höhensonne werden sehr häufig angeordnet. Die Besserung des Appetits ist vielleicht der wesentlichste Vorteil, doch muß daran gedacht werden, daß auch hier zu starke Reaktionen zu einer Neigung zu Einschmelzung führen, die bei der Bronchialdrüsentuberkulose nicht erwünscht ist. Dies ist auch der Grund, warum die Röntgenbestrahlung, die sich bei allen Prozessen mit Lymphdrüsenvergrößerung großer Beliebtheit erfreut, bei der Tuberkulose der Bronchialdrüsen nicht angezeigt ist, da es unmittelbar danach zu einem Übergreifen des Prozesses auf die Lunge kommen kann.

Alle therapeutischen Maßnahmen sind nur nötig, wenn mit einiger Wahrscheinlichkeit eine fortschreitende tuberkulöse Erkrankung angenommen werden muß und nicht etwa ein abgeschlossener Prozeß vorliegt, also besonders, wenn Fieber besteht, wenn ständige Müdigkeit, Anämie, Appetitlosigkeit oder eine Lymphozytose, wenn also irgend welche Zeichen einer Erkrankung überhaupt festgestellt werden können.

Bei Kindern im ersten Lebensjahre galt noch vor kurzem die tuberkulöse Infektion als unbedingt tödlich; nunmehr sind aber schon wiederholt Fälle, die gut ausgingen, beschrieben worden. Immer aber ist die Tuberkulose des Säuglings eine das Leben bedrohende Krankheit. Aber auch später noch kann jeder nicht voll abgeheilte Prozeß wieder aktiviert werden, wenn eine Schädigung, die eine Resistenzverminderung bedingt, den Körper trifft, und es kann dann zu einer weiteren Ausbreitung der Krankheit kommen. Als besonders gefürchtete Schädigung dieser Art gelten die Masern. Manche Ärzte rechnen auch starke Sonnenbestrahlungen hieher. Auch an jede Grippe kann sich solch ein Aufflackern der Tuberkulose anschließen.

Ebenso kann Unterernährung oder allzu einseitige Ernährung die Widerstandskraft des Organismus schädigen und eine Propagation der Krankheit zur Folge haben.

Die Mesenterialdrüsentuberkulose

Durch Verschlucken bazillenhaltigen Sputums, seltener durch das Trinken bazillenhaltiger Milch kann es zu einer Infektion der Darmschleimhaut mit Tuberkulose kommen. Es bildet sich hier ein kleines Geschwür aus, das langsam an Ausdehnung zunimmt. Von hier aus werden stets die regionären Lymphdrüsen befallen. Sehr häufig sind die Drüsen in der Ileocöcalgegend ergriffen, und ein an dieser Stelle getasteter Tumor bei Bestehen von Bauchschmerzen hat schon öfters zur falschen Diagnose einer Appendizitis verleitet. Die Dauer der Krankheit, der schleichende Beginn, die bestehende Tuberkulose anderer Organe sollten zur richtigen Diagnose hinleiten.

Sind zahlreiche Drüsen des Abdomens befallen, so daß ein großer Teil der abführenden Lymphwege versperrt ist, so kann die Resorption von Fett aus dem Darm, die ja in erster Linie auf dem Lymphwege vor sich geht, stark beeinträchtigt sein. Es kommt dann zu einem vermehrten Ausscheiden von Fett mit dem Stuhle und zu einer mangelhaften Entwicklung des Kindes, das im Gewicht stark zurückbleibt. In solchen Fällen kann die Differenzialdiagnose gegen die Cöliakie, die Hertersche Krankheit, Schwierigkeiten machen, bei der die mangelhafte Resorption aus dem Darm ja ebenfalls in weitem Maße nachgewiesen ist und wobei die Kinder in jahrelangem Siechtum im Wachstum und Körpergewicht stark zurückbleiben. Eine negative Tuberkulinreaktion schließt die Diagnose der Mesenterialtuberkulose aus — abgesehen natürlich von einer vorgeschrittenen Miliartuberkulose, die immer negative Tuberkulinreaktionen zeigt —, während der schubweise Verlauf mit Monaten guten Gedeihens, das Fehlen von Fieber sowie die ganz enormen Stuhlmassen für Cöliakie sprechen.

Die Mesenterialdrüsentuberkulose, die sich in ihren leichtesten Formen gewiß häufig der klinischen Diagnose entzieht und schon öfters bei Bauchoperationen als Zufallsbefund gefunden wurde, kann zu ganz schweren Formen ausarten, bei denen die Kinder zum Skelett abmagern, zum Sitzen zu schwach, völlig appetitlos und apathisch werden und einen erbarmungswürdigen Anblick bieten. Diese Form, die man als Tabes meseraica bezeichnet hat, kann durch Erschöpfung zum Tode führen, es kann aber auch erst eine hämatogene Aussaat mit der anschließenden Meningitis das Ende bringen. Oft schließt sich an die Erkrankung der mesenterialen Lymphdrüsen eine Tuberkulose des Peritoneums an. In anderen Fällen können die Drüsentumoren zu Stenosen des Darms, zu Obstipation, Erbrechen, zu an Pylorospasmus erinnernden Symptomen und zu echtem Darmverschluß führen. So kann unter Umständen ein operativer Eingriff nötig werden. Es sind Fälle bekannt, die sich nach Resektion eines Drüsenpaketes durch Jahre hindurch wieder völlig wohl fühlten und anscheinend ausgeheilt blieben.

Die guten Erfolge nach Laparotomie bei einem sonst so gefürchteten Krankheitsbild haben schon oft die Behauptung veranlaßt,

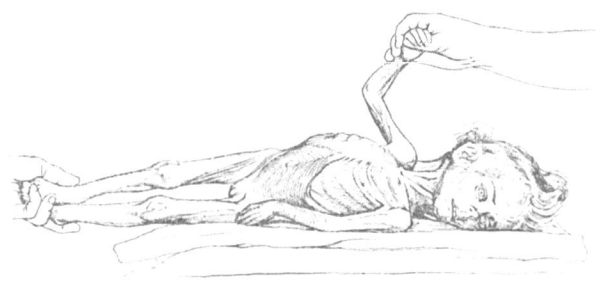

Abbildung 6. F. Sch., 2¹/₂ Jahre. Tabes meseraica
(Düsseldorfer Kinderklinik Geh.-R. Schloßmann)
Nach Keller und Moro aus Pfaundler-Schlossmann, Handbuch der Kinderheilkunde

daß das Eröffnen der Bauchhöhle allein irgendwie günstig auf den Prozeß einwirke. Ähnliche Beobachtungen auf anderen Gebieten haben den operativen Eingriff als eine Art parenteraler Eiweißtherapie ansprechen lassen, die ja auch oft genug bei der Mesenterialdrüsentuberkulose mit Erfolg versucht wurde. Sehr häufig wird die Bestrahlung mit der Höhensonne angewendet. Noch beliebter ist die systematische Schmierseifenkur, die darin besteht, daß ein Kinderlöffel von Sapo kalinus, bei kleinen Kindern mit empfindlicher Haut zu gleichen Teilen mit Vaselin gemischt, durch 10 Minuten unter Zuhilfenahme eines Flanellappens in die Bauchhaut eingerieben wird, eventuell an den weiteren Tagen andere Hautpartien herangezogen werden. Die Seife bleibt 20 Minuten liegen, dann wird sie abgewaschen, die Haut trocken abgerieben. Meist wird die Haut so stark gereizt, daß die gleiche Hautstelle nicht sobald wieder eingerieben werden kann.

Als die Methode der Wahl muß aber heute die Röntgenbestrahlung bezeichnet werden, die in der Hand eines geübten und vorsichtigen Fachmannes kaum je zu unerwünschten Nebenerscheinungen Anlaß gibt.

Dem Lokalisationsgesetz der tuberkulösen Lymphdrüsen entsprechend erkranken bei der angeborenen, also bei der schon fötal erworbenen Tuberkulose, da die Infektion durch die Nabelgefäße erfolgt, in erster Reihe die hepatalen Drüsen. Klinisch spielt dies natürlich keine Rolle, da sich diese Drüsen der Feststellung beim lebenden Säugling entziehen. Die Prognose dieser allerfrühest einsetzenden Tuberkulose ist völlig infaust.

Tuberkulöses Granulom

In sehr seltenen Fällen, bei denen eine besondere Affinität zu den Lymphdrüsen besteht, kommt es nach einer hämatogenen Aussaat zu einer tuberkulösen Veränderung in zahlreichen Lymphdrüsen des ganzen Körpers. Wir sprechen dann von einem tuberkulösen Granulom. Die einzelnen Drüsen können zu recht ansehnlichen Lymphomen anwachsen, andere wieder recht klein bleiben; die größeren zeigen oft Neigung zum Verkäsen oder zur eitrigen Einschmelzung, die kleineren sind hart und indolent. Da meistens fast alle Drüsen des Körpers befallen sind, ist die Zahl der Lymphozyten im strömenden Blute stark herabgesetzt. Es bestehen dabei auch Zeichen von Anämie und das klinische Bild ähnelt sehr dem einer Leukämie. Man hat diese Fälle früher auch in das vage Gebiet der Pseudoleukämien einbezogen. Die Beziehungen zur Tuberkulose und die Differenzen im Blutbild lassen die Diagnose zu, die aber unter Umständen erst mit voller Sicherheit aus dem histologischen Bild einer durch Probeexzision gewonnenen Drüse gestellt werden kann. Man findet bei der histologischen Untersuchung Verkäsung oder Konglomerattuberkel. Das tuberkulöse Granulom kann Kinder jeder Altersstufe befallen und ist· wiederholt schon bei Säuglingen festgestellt worden. Da ihm stets eine hämatogene Aussaat zugrunde liegt, ist die Prognose recht schlecht.

Die luetischen Lymphdrüsenerkrankungen

In ähnlicher Weise wie bei der Tuberkulose schließen sich die Lymphdrüsenerkrankungen auch bei der Syphilis vorwiegend an das Initialstadium an. Zirka drei Wochen nach der Infektion schwellen die regionären Lymphdrüsen, bei genitaler Infektion also die Inguinaldrüsen an. Nur wenn der Primäraffekt an der Portio vaginalis sitzt, sind es im Becken gelegene Drüsen, die zuerst befallen werden. Bei extragenitaler Infektion ändert sich auch die Lokalisation der zuerst befallenen Drüsen.

Alle diese luetischen Lymphome, die im Anschluß an den Primäraffekt auftreten, sind nicht schmerzhaft (indolente Bubonen); sie sind sukkulent, fühlen sich luftpolsterartig an und erreichen eine ansehnliche Größe. Ein bis zwei Wochen später schwellen auch die übrigen Lymphdrüsen des Körpers an und nach einem Monat sind fast alle Lymphdrüsen vergrößert und die der Haut nahegelegenen deutlich zu tasten. Früher galten diese Drüsenschwellungen als das beste Charakteristikum der luetischen Infektion, während man es heute kaum je zu einem so weit vorgeschrittenen Stadium ohne spezifische Behandlung kommen läßt und dadurch auch die Ausbildung der Drüsenschwellungen hemmt. In späteren Stadien der Erkrankung kommen gummöse Erkrankungen der Lymphdrüsen vor, ohne aber eine besondere Bedeutung zu haben. Die kongenitale Lues zeigt keinen Primäraffekt, sondern gleichzeitig sekundäre und tertiäre Symptome, und dementsprechend spielen bei der Lues des Kindesalters die Lymphdrüsenerkrankungen eine untergeordnete Rolle. Hier wie auch sonst bei alter Lues findet man kleine harte Drüsen. Besonders die in der Ellenbeuge gelten als typisch, doch soll ihnen allein eine größere diagnostische Bedeutung nicht zugesprochen werden.

Von anderen Geschlechtskrankheiten treten besonders beim Ulcus molle starke Schwellungen der inguinalen Lymphdrüsen auf, die aber im Gegensatz zu den luetischen schmerzhaft sind (dolente Bubonen), oft entzündliche Rötung und sogar Einschmelzung zeigen und manchmal nach außen perforieren können. Die Therapie pflegt die gewohnte allgemein antiphlogistische, nötigenfalls eine chirursche zu sein.

Die Lymphdrüsen bei den akut entzündlichen Erkrankungen des Nasenrachenraums (Grippöse Infektionen)

Die zahllosen banalen Infekte des Nasenrachenraumes im Kindesalter, wie Schnupfen, Anginen, Pharyngitiden usw., können durch verschiedene Erreger hervorgerufen werden. Dazu kommt noch die viel diskutierte Rolle, die eine Erkältung zu spielen vermag. Es kann sein, daß in Laienkreisen die Erkältung und der „Zug" als

Krankheitsursache weit überschätzt wird. Diesen Zusammenhang aber überhaupt in Abrede stellen zu wollen, heißt ebenso weit in anderer Richtung über das Ziel schießen. Es scheint mir kein Zweifel daran erlaubt, daß Schädigungen, die man als Erkältung ansprechen kann, sehr häufig von Schnupfen usw. gefolgt sind, ja daß er bei manchen Individuen sogar mit der Sicherheit eines Experimentes hervorgerufen werden kann. Da aber die infektiöse Natur dieser Erkrankungen ebenfalls sichergestellt ist, muß man sich den Vorgang wohl so vorstellen, daß mehr oder weniger harmlose Bakterien, die den Nasenrachenraum bevölkern, unter dem Einflusse dieser Kälteschädigung in den Körper eindringen können und nun zu den katarrhalischen Erscheinungen Anlaß geben.

Bei allen diesen Erkrankungen können die regionären Lymphdrüsen anschwellen, unter Umständen sogar vereitern. Sehr häufig gehen Infekte mit nachfolgenden Drüsenschwellungen von kariösen Zähnen aus.

Beim Säugling stehen die Katarrhe der hinteren Anteile der Nase im Vordergrund, daher sind es besonders die nuchalen Drüsen, die beim Säugling befallen sind. Erst in zweiter Reihe stehen die Schwellungen der angulären Drüsen. Grippöse Erkrankungen der Säuglinge können manchmal an diesen etwas schmerzhaften Drüsen im Nacken erkannt werden. Die Nackenstarre, die dabei in seltenen Fällen auftritt, kann sogar die Differentialdiagnose gegen Meningitis nötig machen.

Nach wiederholten Attacken können die kleinen Drüsen ziemlich hart werden und durch Monate bestehen bleiben.

Bei größeren Kindern sind Anginen sowie Katarrhe des Pharynx oder Larynx viel häufiger. Dementsprechend sind auch die submaxillaren und die seitlichen Halsdrüsen vorwiegend befallen. Diese Drüsen haben viel häufiger die Tendenz zu vereitern als die nuchalen Drüsen des Säuglings; vielleicht liegt das daran, daß die Tonsillen für echte Eitererreger leichter passierbar sind als die Schleimhäute. Jedenfalls sind schmerzhafte Drüsenpakete am Kieferwinkel und unter dem Sternocleidomastoideus bei größeren Kindern ungemein häufig. Dabei besteht oft sehr hohes Fieber, und die Eintrittspforte kann in Form einer Angina mitbeteiligt sein oder auch freibleiben. Besonders stark pflegen diese Lymphdrüsen bei der Stomatitis aphtosa ergriffen zu sein. Differenzialdiagnostische Schwierigkeiten können sich manchmal bei der Abgrenzung von Lymphdrüsenpaketen am Halse gegen Schwellungen der Speicheldrüsen, vor allem also gegen die Parotitis epidemica ergeben. Im alten Lehrbuch von Heubner wird zur Unterscheidung folgendes empfohlen: „Man wird den Irrtum vermeiden, wenn man erstlich die Lage der Geschwulst (der Parotitis) auf dem Kieferast, nicht hinter ihm, zweitens die dreieckige Form berücksichtigt und drittens die Grube zwischen Processus coronoideus und mastoideus sich anfühlt, die durch den sich hier hinein erstreckenden oberen Lappen der Parotis bei dem Mumps immer ausgefüllt ist, bei Lymphdrüsenanschwellung nicht." Weiters gilt als Unterscheidungsmerkmal, daß bei Besichtigung von hinten her nur bei der Parotitis das Ohrläppchen in die Höhe gedrängt wird.

Recht große und schmerzhafte Drüsenpakete können noch ohne Einschmelzung wieder zurückgehen, doch dauert es oft mehrere Wochen, nachdem die akuten Erscheinungen und das Fieber abgeklungen sind, bis diese Drüsen wieder völlig schwinden. In seltenen Fällen schließt sich solchen akuten Entzündungen der Halslymphdrüsen eine chronische tuberkulöse Erkrankung an, wenn die Drüse vielleicht schon vorher tuberkulös infiziert war, ohne Erscheinungen gemacht zu haben, oder wenn die akute Lymphadenitis eine hämatogene Aussaat von Tuberkelbazillen ausgelöst hat und die akut erkrankte Drüse als Ort geringerer Widerstandskraft ergriffen wurde.

Bei der Behandlung dieser Erkrankungen der Lymphdrüsen am Halse ist zu bedenken, daß die meisten der gebräuchlichen Maßnahmen eine Hyperämie erzeugen und dadurch die Resorption beschleunigen, daß aber eine zu starke Einwirkung im gleichen Sinne zu Einschmelzung und Abszeßbildung führt. Man wird also, solange die Möglichkeit einer vollständigen Rückbildung besteht, etwas zurückhaltender sein; ist aber einmal die Haut über der Drüse stark entzündlich gerötet oder Fluktuation zu spüren, dann ist es von Vorteil, die Einschmelzung durch Wärmeanwendung zu beschleunigen. Der reife Abszeß wird dann durch eine möglichst kleine Inzision entleert und weiter wird nach den üblichen chirurgischen Vorschriften vorgegangen.

Die mildesten Methoden einer Reizwirkung mit sehr geringer desinfizierender Tiefenwirkung sind Pinseln mit Jodtinktur oder Ichthyol, oder Einreibungen mit einer Jodsalbe. Weiters erfreuen sich einige spezielle Salben, Abszeßsalben, großer Beliebtheit, so die von Wassermann aus Streptokokkenkulturen hergestellte Histopinsalbe, das „bestrahlte" Methuvit (Wien) oder Philonin (Hamburg) oder die Ilon-Abszeßsalbe (Schweiz). In der Wirkung intensiver ist die Bestrahlung mit der Höhensonne, die besonders bei älteren, harten Drüsen zweckmäßig ist, bei denen die Wahrscheinlichkeit einer Einschmelzung gering erscheint. Dadurch wird die Resorption oft stark beschleunigt und die Rückbildung gefördert. Neuestens wird auch die Anwendung der Grenzstrahlen empfohlen. Röntgenbestrahlungen werden bei diesen akuten oder subakuten Krankheiten wohl nicht in Anwendung kommen. Als Mittel der Wahl muß die Wärme bezeichnet werden, die ja auch je nach dem Stadium verschieden dosiert werden kann. Man kann Breiumschläge, Kataplasmen oder Thermophore verwenden. Da aber diese Drüsen sehr schmerzhaft sind und jede Berührung schlecht vertragen, sind es vor allem die verschiedenen Systeme der Heißluftlampen, die sich mit Recht großer Beliebtheit erfreuen. Zahlreiche solcher Lampen mit vorwiegend infraroter Strahlung sind im Handel, Sollux, Rotlicht, Blaulicht, Profundus und so weiter. Dagegen sind Heißluftkasten und Diathermie Arten der Hitzeapplikation, die bei den Krankheiten der Halslymphdrüsen kaum in Anwendung kommen.

Der Retropharyngealabszeß

Eine Sonderstellung unter diesen postgrippösen Erkrankungen der Lymphdrüsen nehmen die Abszesse der retropharyngealen Lymphdrüse beim kleinen Kinde ein. In den ersten zwei Lebensjahren kann nach einem Infekt des Respirationstraktes oder nach einer retronasalen Angina (Lust) eine retropharyngeal gelegene Drüse ergriffen werden. Oft wird dieser Prozeß vielleicht ohne weitere Komplikation ablaufen. Wenn aber die Umgebung ödematös anschwillt oder die Drüse vereitert, kommt es zu einer Einengung der Luftwege mit ganz charakteristischen Symptomen. Ihre Kenntnis ist sehr wichtig, denn die Diagnose gelingt leicht, wenn man daran denkt, wird aber sehr oft nicht oder zumindest nicht rechtzeitig gemacht. Da schon das Schlucken schmerzhaft ist, verweigern die Kinder jede Nahrungsaufnahme, die Atmung ist mühsam, es tritt ein sehr charakteristisches schnarchendes Atemgeräusch auf, das man als pharyngealen Stridor bezeichnet. Die Stimme ist dabei heiser und nasal, der Kopf wird meistens stark nach vorn geneigt gehalten. Bei der Inspektion des Rachens kann man nur bei hohem Sitz der Drüse eine Vorwölbung sehen, erst die Palpation sichert die Diagnose. Die teigigweiche Schwellung an der hinteren Rachenwand bei Kindern dieses Alters mit hohem Fieber und die geschilderten anderen Symptome zeigen den retropharyngealen Abszeß an. Wenn die Einschmelzung eingetreten ist, muß der Abszeß eröffnet werden. Der Eingriff wird am sitzenden Kinde ausgeführt, den Kopf läßt man stark nach vorne beugen, um eine Aspiration des Eiters zu vermeiden. Wir machen die Inzision mit einer recht spitzen Kornzange, die an Stelle der Erweichung eingestochen und nun etwas geöffnet wird. Die Stichwunde verklebt rasch und muß einige Tage hindurch wieder etwas eröffnet werden, so lange, als Eiter abfließt, da es sonst zu einer Retention kommen kann. Manche Ärzte bevorzugen als Instrument ein mit Heftpflaster umwickeltes Messer, bei dem nur die Spitze frei ist. Damit ausgeführte Inzisionen sind weniger schmerzhaft, doch können leichter Blutungen auftreten. Wird der Eingriff nicht rechtzeitig vorgenommen, so kann es zu Durchbruch in das Mediastinum, ins Mittelohr oder an der Außenseite des Halses nach außen kommen. Bei rechtzeitiger Operation ist die Prognose gut.

Das Pfeiffer'sche Drüsenfieber

Im Jahre 1880 hat Pfeiffer einen Symptomenkomplex beschrieben, den er als eigene Infektionskrankheit aufgefaßt wissen wollte, bei dem es unter hohem Fieber zu starken Schwellungen der Halslymphdrüsen und geringeren der übrigen Lymphdrüsen des Körpers kommt. Fast allerorts wurde damals die Auffassung abgelehnt, daß hier eine eigene Krankheit vorliege, und es wurde die Ansicht vertreten, daß es sich dabei nur um jene Drüsenschwellungen handle, die wir so oft bei Kindern nach banalen Infekten der Luftwege sehen können. Unabhängig davon beschrieb Türck im Jahre 1907 eine Angina mit einem merkwürdigen Blutbilde, bei welcher unter den Leukozyten einkernige Zellen vorherrschten. Später stellte Schultz den Begriff der Monozytenangina auf, wobei die Auffassung noch im Vordergrund stand, daß es sich um Individuen handle, die auf den Infektionsreiz einer Angina statt mit einer Leukozytose mit einer Monozytose antworten. Dann dachte man daran, daß die Eigentümlichkeit des Blutbildes vielleicht von der Art des Erregers abhänge, so wie bei der Tuberkulose die Lymphozyten vermehrt ins Blut ausgeschwemmt werden; bei einem Teil dieser Fälle scheint es sich tatsächlich um konstitutionelle Anlagen zu handeln. Für sehr viele Fälle aber, vor allem für viele Kinder, haben neuere Autoren, wie Glanzmann, Schwarz, Lehndorff, feststellen können, daß die Verhältnisse genau so liegen, wie sie Pfeiffer schon vor Jahrzehnten beschrieben hat. Heute ist es wohl nicht mehr zweifelhaft, daß es sich hiebei doch um eine echte Infektionskrankheit handelt, die mit und ohne Angina einhergehen kann und zu richtigen Epidemien Anlaß geben kann. Nach einer Inkubationszeit von 4 bis 8 Tagen erkranken die Kinder — um solche handelt es sich zumeist — unter hohem Fieber, oft auch mit Erbrechen, an einer starken Schwellung der angulären Lymphdrüsen. Am häufigsten ist eine in der Tiefe gelegene Drüse befallen, die erst, wenn sie eine recht ansehnliche Größe erlangt hat, am Vorderrand des oberen Ansatzes des Sternocleidomastoideus zum Vorschein kommt und gut festgestellt werden kann, wenn man den Muskel mit zwei Fingern umfaßt und leicht bewegt. Nach einiger Zeit sind auch die übrigen Lymphdrüsen des Körpers befallen; es werden die Drüsen in der Achselhöhle und in der Leistenbeuge tastbar; auch Schwellungen

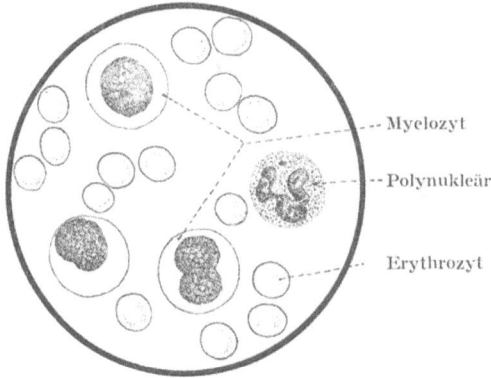

Abbildung 7. Blutbild beim Drüsenfieber. (Schematisch)

der bronchialen oder mesenterialen Drüsen kommen vor, ebenso ist die Milz meistens etwas vergrößert. Sehr häufig, aber durchaus nicht regelmäßig besteht eine Angina, die am ehesten noch als charakteristisch gelten kann, wenn eine glasige Verdickung der Tonsillenschleimhaut vorliegt. Richtige Pfröpfe oder Beläge oder gar ein geschwüriger Zerfall gehören zu seltenen Ausnahmen. Sehr oft zeigen die Tonsillen gar keine Veränderung; in vielen Fällen sieht man einen Schleimvorhang an der hinteren Rachenwand.

Alle diese Symptome sind recht wenig charakteristisch und können bei jeder grippös-katarrhalen Krankheit ebenso zu sehen sein. Einen Beweis für das Vorliegen eines Drüsenfiebers liefert erst das Blutbild, das immer eine Vermehrung der Lymphozyten aufweist. Vor allem aber sieht man in großer Zahl große, einkernige, ungranulierte Zellen, die man als Monozyten bezeichnet; sie machen oft 20 bis 30% der weißen Blutzellen aus, während sie im normalen Blut immer nur ganz vereinzelt gefunden werden. Woher diese Monozyten stammen, ist nicht ganz sicher aufgeklärt, doch ist es wahrscheinlich, daß es sich um Zellen handelt, die auf den Reiz der Infektion hin in den Lymphdrüsen entstehen und ausgeschwemmt werden, die also den Lymphozyten nahestehen.

Die Prognose der Drüsenfiebers ist gut, die Symptome bilden sich rasch zurück, zu einer eitrigen Einschmelzung kommt es fast niemals.

Die Therapie weicht nicht wesentlich von der jeder anderen Angina ab. Von manchen Ärzten wird Chinin besonders empfohlen. Wärmezufuhr oder parenterale Eiweißtherapie werden ebenfalls oft angewendet.

Die Lymphdrüsen beim Scharlach

Bei jedem Scharlachfalle können, der Beteiligung des Rachens entsprechend, auch die angulären Lymphdrüsen anschwellen. Bei den sogenannten toxischen Fällen, die oft in kürzester Zeit zum Tode führen, stehen die Prozesse des Halses nicht so sehr im Vordergrund, so daß auch die Lymphdrüsen nicht in besonderer Weise auffallen. Ganz anders beim sogenannten septischen Scharlach, bei dem es zu den allerschwersten Ulzerationen an den Tonsillen oder im Rachen, oft sogar zu einer Zerstörung des weichen Gaumens kommt. Bei diesen Fällen sind auch immer die angulären Lymphdrüsen zu mächtigen Paketen angeschwollen; dabei besteht oft noch ein starkes Ödem des Gewebes rings um die Drüsen herum. Die Lymphdrüsen beim Scharlach haben die Tendenz, sehr rasch zu vereitern und nach außen durchzubrechen. Ob es sich hier um die direkte Einwirkung des Scharlacherregers oder um sekundäre Infektionen handelt, ist nicht leicht zu entscheiden; aber mit der Annahme, daß der Streptococcus haemolyticus der Erreger des Scharlachs selbst ist, muß ihm auch die Fähigkeit zugesprochen werden, solche schwere destruierende Prozesse im Hals und die Erscheinungen an den regionären Drüsen auszulösen. Solange eine solche Drüse eitert, muß der Scharlachfall als ansteckend gelten.

Auch in der dritten Scharlachwoche, beim sogenannten zweiten Teil des Scharlachs, sind Drüsenschwellungen sehr häufig zu sehen, oft werden sie in dieser Zeit als die einzige Ursache des Fiebers gefunden. Auch hier ist eine recht unerwünschte Neigung zur Einschmelzung festzustellen.

Wegen der Neigung zu rascher Abszeßbildung gelingt es oft nicht, durch unsere antiphlogistischen Methoden der Einschmelzung Einhalt zu gebieten, und es wird eine Inzision notwendig. Auch das Scharlachserum pflegt gegen die Lymphdrüsenerkrankungen wirkungslos zu bleiben.

Die Lymphdrüsen bei Diphtherie

Bei leichten Formen der Diphtherie kommt es nur zu geringen Schwellungen der regionären Lymphdrüsen. Die gefürchteten Formen der Diphtherie hingegen sind in erster Linie durch die Beteiligung der Lymphdrüsen charakterisiert, und starke Schwellung der angulären Lymphdrüsen mit periglandulärem Ödem allein macht die Prognose der Diphtherie schon zweifelhaft. Der Versuch, die Fälle in septische und toxische einzuteilen, gelingt bei der Diphtherie nicht gut, so daß man meistens von septisch-toxischen oder allgemeiner von malignen Formen spricht. Bei diesen Kindern sind die Beläge im Halse sehr ausgedehnt, greifen sehr rasch auf den Gaumen und die Rachenwand über, die Drüsen am Kieferwinkel schwellen zu mächtigen Tumoren an; dazu kommt noch das starke Ödem des periglandulären Gewebes, so daß der ganze Kontur des Halses ganz deformiert ist (Cäsarentypus). Die schnarchende Atmung und die auffallende Blässe vervollkommnen das Bild, so daß oft ein Blick genügt, um die richtige Diagnose zu stellen. Stehen bei den Kindern die toxischen Symptome im Vordergrund, so liegt die Gefahr in der schweren Schädigung des Kreislaufapparates und es kann unter ständigem Sinken des Blutdruckes in zwei Wochen zum tödlichen Ausgang kommen. Bei sehr starker Drüsenschwellung und sehr rasch sich ausbreitenden Belägen kann aber der Tod schon in den ersten Tagen der Krankheit eintreten. Meistens handelt es sich dabei um nicht oder nicht rechtzeitig behandelte Fälle; doch wurde wiederholt beobachtet, daß auch rechtzeitige Injektion von Serum das Entstehen einer sich nun erst ausbildenden malignen Diphtherie nicht verhüten konnte. Für diese schweren Fälle hat Finkelstein die Anwendung einer Mischung von Diphtherie- und Streptokokkenserum vorgeschlagen. Auch ein Symbioseserum von Diphtheriebazillen und Streptokokken wird von den sächsischen Serumwerken in den Handel gebracht. Jedenfalls steht aber in der Therapie der Diphtherie unter allen Umständen die spezifische und die kardiale Behandlung im Vordergrund.

Die Rubeolen

Unter den akuten Exanthemen des Kindesalters spielen die Röteln bei ihrer Harmlosigkeit eine untergeordnete Rolle. Bei Besprechung der Lymphdrüsenerkankungen aber müssen sie ganz besonders genannt werden. Das Exanthem ist recht charakteristisch, das Exanthem ist vorwiegend auf dem harten Gaumen lokalisiert und zeigt oft eine deutliche Schwellung der Follikel und manchmal zarte Blutungen. Am sichersten ist die Krankheit aber an der Schwellung der nuchalen Lymphdrüsen zu erkennen, die oft schon einige Tage vor dem Ausbruch des Exanthems einsetzt. Die Drüsen können recht groß werden, sind etwas empfindlich und oft sogar gut sichtbar. Nach einigen Tagen schwellen auch die Lymphdrüsen in anderen Körpergebieten an, so die Drüsen in der Achsel oder Leiste, am regelmäßigsten die kubitalen Drüsen. Ebenso charakteristisch wie diese Drüsenschwellungen ist der Blutbefund, der damit in engem Zusammenhang steht. Man findet meistens eine Leukopenie und in recht erheblicher Zahl einkernige Zellen, die man zum Teil als Plasmazellen, zum Teil als Lymphoblasten ansieht. Glanzmann stellt sie in Parallele mit den Monozyten des Drüsenfiebers und faßt diese beiden Erkrankungen unter dem Namen ,,benigne Lymphoblastosen" zusammen. Im Blutbild besteht eine gewisse Ähnlichkeit zwischen diesen beiden Krankheiten, die vielleicht auf Ähnlichkeiten in der Biologie und in der chemischen Zusammensetzung der Erreger zurückgeführt werden kann.

Eine spezielle Behandlung der Lymphdrüsen bei den Röteln erübrigt sich natürlich.

Die septischen Erkrankungen

Wo immer Bakterien in den Körper eindringen, werden sie vom Lymphstrom erfaßt und zu den nächstgelegenen Lymphdrüsen verschleppt; hier erst spielt sich der erste Kampf zwischen den Krankheitserregern und dem Organismus ab, in welchem der Organismus nicht immer Sieger bleibt. Oft kommt es zur Abszeßbildung und zu einem Weiterwandern der Erreger. Geschieht dies auf dem Lymphwege, so sieht man von einer Gruppe von Lymphdrüsen zur nächsten die flammende Röte der Lymphangoitis hinziehen und es kann nun der größeren Zahl der befallenen Drüsen gelingen, der Erkrankung Herr zu werden. Gehen aber die Bakterien in den Drüsen nicht zugrunde, so kommt es zu einem Einbruch in die Blutbahn, zu einer Blutvergiftung, die als Sepsis oder als Pyämie bezeichnet wird. Es ist selbstverständlich, daß die Gefahr für ein Weitergreifen des Prozesses von den Lymphdrüsen aus um so größer ist, je virulenter die Erreger sind. So kann die gefürchtetste aller Seuchen, die Pest, in der Art beginnen, daß durch kleine Verletzungen an den Extremitäten die Bazillen in den Körper eindringen und zur entzündlichen Schwellung der regionären Lymphdrüsen, zu den Bubonen oder Pestbeulen, führen, die selbst nach außen durchbrechen können und von denen aus es zu einer Überschwemmung des Körpers mit den Pestbazillen kommt.

Auch die bei uns vorkommenden schwersten Formen einer Wundinfektion, wie z. B. der Milzbrand, zeigen mächtige Drüsenschwellungen, von denen aus der Prozeß weiterwandert. In ähnlicher Weise kann von jeder vereiterten Lymphdrüse aus eine Sepsis ihren Ausgang nehmen. Diese Abszesse müßten inzidiert werden, um dem Eiter Ablaß zu verschaffen, da die Beseitigung des Eiterherdes als der Quelle der Infektion die wichtigste Forderung für die Behandlung darstellt.

Neben dieser Bedeutung als Ausgangspunkt einer Sepsis können die Lymphdrüsen auch im Verlaufe einer Sepsis eine Rolle spielen. So wird ein Krankheitsbild beschrieben, bei dem zum üblichen Bilde einer Sepsis eine starke Schwellung aller Lymphdrüsen und Schwellung der Gelenke dazu kommt (Stillsche Krankheit). Dieses Syndrom wird mit und ohne leukämischem Blutbild beschrieben.

Besteht dabei noch eine Schwellung der Speicheldrüsen, so spricht man von der Mikuliczschen Krankheit. Beide Formen gelten als langwierig, geben aber eine recht gute Prognose.

Eine besondere Stellung unter den Fällen von Sepsis nehmen jene ein, bei denen wegen Versagens des Knochenmarks nicht die gewöhnlich vermehrten polynukleären Leukozyten ausgeschwemmt werden, sondern eine Leukopenie besteht und die einkernigen und ungranulierten Zellen das Blutbild beherrschen. Man spricht von einer Agranulozytose, und wenn dabei eine Angina necroticans besteht, von einer Angina agranulozytotica. Dabei bestehen meistens recht erhebliche Drüsenschwellungen. Diese Form der Sepsis hat eine schlechte Prognose.

Avitaminosen und Rachitis

Wenn sich im Verlaufe von Mangelkrankheiten, die durch zu geringes Angebot an Vitaminen in der Nahrung zustande kommen, Schwellungen der Lymphdrüsen ausbilden, so bezieht man das meistens auf die geringe Abwehrbereitschaft des Körpers gegen Bakterien überhaupt, die schon das Vorstadium aller Avitaminosen auszeichnet, wofür Abels den Ausdruck „Dysergie" angegeben hat. Vielleicht ist auch das Anschwellen der Lymphdrüsen der verschiedensten Körperpartien, wie man es manchmal bei Rachitis findet, nicht anders zu beurteilen.

Die Leukämien

Wir hatten es bisher fast ausschließlich mit Erkrankungen zu tun, bei welchen nach dem Eindringen der Erreger in den Körper die regionären Lymphdrüsen in den Abwehrkampf eingegriffen haben und dabei auch pathologisch verändert wurden, so daß von einer sekundären Beteiligung der Lymphdrüsen gesprochen werden kann.

Doch gibt es auch Krankheiten, die, soweit wir den Beginn beurteilen können, von den Lymphdrüsen ihren Ausgang nehmen und wobei fast gleichzeitig sehr viele Lymphdrüsen befallen werden. Wir sprechen dann von Systemerkrankungen. Das Drüsenfieber und die Rubeolen kann man als eine Art Übergang zu diesen Krankheiten auffassen. Der typischeste Repräsentant dieser Systemerkrankungen der Lymphdrüsen oder, besser gesagt, des lymphatischen Systems, das ja in seiner ganzen Ausdehnung ergriffen ist, sind die lymphatischen Leukämien.

Unter den Leukämien unterscheiden wir lymphatische und myeloische, akute und chronische Formen.

Akute Leukämien

Die akute lymphatische Leukämie, die man heute allgemein als eine besondere Form einer Sepsis auffaßt, kommt im Kindesalter nicht gar selten vor. Sie ist durch ihren akuten Beginn, durch die hochgradige Blässe der Haut, durch die Neigung zu Blutungen und zu Nekrosen der Mundschleimhaut gekennzeichnet. Im Blutbilde herrschen die Zellen der lymphatischen Reihe vor, Lymphozyten, Lymphoblasten usw. Zu den auffallendsten und wichtigsten Symptomen gehört die Schwellung der Lymphdrüsen. Die Größe der Drüsenpakete braucht nicht immer sehr erheblich zu sein; doch können sie in seltenen Fällen auch zu ganz unförmigen Geschwülsten anwachsen. Meistens sind zuerst die Halslymphdrüsen befallen, doch können auch die Drüsen der Achselhöhle oder in der Tiefe gelegene zuerst ergriffen werden. Immer ist auch das rote Blutbild mitbeteiligt, es besteht eine hochgradige Anämie.

Die Krankheit entsteht, wenn auf den Reiz einer Infektion hin eine Wucherung der lymphatischen Apparate einsetzt, die in den zentralen Anteilen der Lymphdrüsen beginnt, eine Anschwellung der Lymphdrüsen und aller anderen Anteile des lymphatischen Systems auslöst, das dann wie ein maligner Tumor auf die Umgebung übergreifen kann. Befällt diese Wucherung die Schleimhäute, so kommt es zu nekrotischem Zerfall und Geschwürsbildung, und hier können wieder Eitererreger eindringen und zu einer sekundären Infektion und zu weiterer Schwellung der regionären Lymphdrüsen führen.

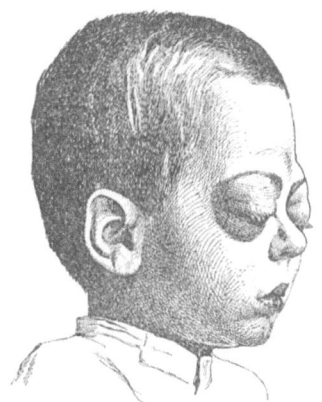

Bei der akuten myeloischen Leukämie, die im Kindesalter nicht häufig ist, sind es die myeloischen Elemente des Knochenmarks und der Milz, die zu wuchern beginnen; die Lymphdrüsenschwellungen sind daher anfangs nur gering; doch auch bei der myeloischen Leukämie kommt es zu Ulzerabildung im Munde und durch sekundäre Infektionen können auch bei diesen Kranken die Lymphdrüsen anschwellen. Aber weder zeitlich noch dem Ausmaße nach stehen die Lymphdrüsenschwellungen im Vordergrund. Der wesentliche Unterschied zwischen der lymphatischen und der myeloischen Leukämie ist natürlich durch das Blutbild gegeben, das bei der lymphatischen Form die Lymphozyten und ihre

Abbildung 8. Lymphatisches Chlorom
5 Jahre alt. Beginn vor 2 Monaten. Protrusio bulborum (Linksseitige Sehnervenatrophie)
Kinderklinik München, Prof. v. Pfaundler
(Nach Benjamin aus Pfaundler-Schlossmann, Handbuch der Kinderheilkunde)

Jugendformen, bei der myeloischen aber die Polynukleären und ihre Stammformen, Myelozyten und Myeloblasten, zeigt. Da die Monoblasten so wie die Lymphozyten keine Granula tragen und auch nicht größer zu sein brauchen als kleine Lymphozyten (Mikromyeloblasten), so muß manchmal zur Unterscheidung die Oxydasereaktion herangezogen werden.

Eine besondere Form der Leukämien sei noch erwähnt, die den Kindern ein ganz charakteristisches Aussehen gibt und daher auf den ersten Blick hin diagnostiziert oder zumindest vermutet werden kann, das Chlorom. Dies ist eine Abart der Leukämien, bei der es zu besonders starker Wucherung leukämischen Gewebes, zu einer direkten Tumorbildung kommt, die besonders oft die Schädelknochen befallen, sehr häufig dem Stirnbein aufsitzen und zu höckerigen Auswüchsen an der Stirn, zu sehr starker Protrusio bulbi und zu Sehnervatrophie führen kann. Doch auch in anderen Organen können ähnliche Gebilde entstehen. Alle diese Tumoren weisen auf der Schnittfläche eine hellgrüne Färbung auf, und dies hat auch der Krankheit den Namen „Chlorom" verschafft. Wir finden das Chlorom bei der akuten und bei der chronischen, bei der lymphatischen und myeloischen Leukämie.

Die akuten Leukämien führen wohl ausnahmslos innerhalb von Wochen oder Monaten zum Tode.

Die Behandlung erscheint so gut wie aussichtslos. Es werden Röntgenbestrahlungen, Arsen, Benzol, Thorium X, alles mit wenig oder keinem Erfolg angewendet.

Chronische Leukämien

Die chronische (eigentlich die echte) Leukämie beginnt immer ganz uncharakteristisch mit Müdigkeit, Blässe der Haut und je nach Art der Leukämie mit dem Milztumor oder mit der Anschwellung der peripheren Lymphdrüsen. Denn auch bei der chronischen Leukämie unterscheiden wir die beiden Typen der lymphatischen und der myeloischen Reihe. Während aber bei der akuten Leukämie die lymphatische Form viel häufiger ist und eine myeloische im Kindesalter selten vorkommt, ist die chronische Leukämie meistens eine myeloische, und im Kindesalter sind bisher nur ganz vereinzelte Fälle einer chronischen lymphatischen Form beschrieben. Die Diagnose, die anfangs überhaupt nur gemacht werden kann, wenn man das Blutbild ansieht, wird in den späteren Stadien viel leichter. Das Krankheitsbild ähnelt dann weitgehend dem, das wir als akute Leukämie beschrieben haben; die Anämie, die Blutungsbereitschaft, die Ulzera im Munde lassen ein charakteristisches Bild entstehen. Dazu kommen leukämische Hautinfiltrate, die nicht selten als erstes an die richtige Diagnose denken lassen. Die akute Leukämie, die mit der chronischen im Wesen wohl gar nichts gemein hat, verdankt ihren Namen nur dem Umstand, daß sie im klinischen Bilde dem Endstadium der chronischen Leukämie gleicht.

Auch die chronische Leukämie gibt eine schlechte Prognose, die therapeutischen Versuche bleiben ebenfalls die gleichen.

Pseudoleukämien

Eine große Rolle haben lange Zeit die sogenannten Pseudoleukämien oder Aleukämien gespielt. Man nimmt jetzt meistens an, daß es sich um gewisse Stadien im Verlaufe der Leukämien handelt, in welchen entweder wegen Erschöpfung des blutbildenden Apparates, also als böses Zeichen, oder aber während eines Stillstandes des Prozesses zwar Lymphdrüsenschwellungen, Anämie, Schleimhautnekrosen usw. die Diagnose gestatten, der Blutbefund aber fast normal gefunden wird. Es besteht also kein Grund, eine eigene Krankheit, Aleukie oder Pseudoleukämie, anzunehmen, bei der der pathologisch-anatomische Befund einer Leukämie ohne Leukozytenvermehrung gefunden wird. Es handelt sich nur um Stadien im Verlaufe der Leukämien. Doch gibt es einige Krankheiten, bei denen es primär zu starken Schwellungen der Lymphdrüsen kommt, ohne daß sonst das Bild einer lymphatischen Leukämie vorliegt; auch hier pflegt man manchmal den Ausdruck Pseudoleukämien zu gebrauchen. Wir kennen gutartige und bösartige Erkrankungen, die man hieher rechnet. Die gutartigen nennen wir Granulome, wie wir sie bei der Tuberkulose, der Lues und der Sepsis kennengelernt haben. Zu den bösartigen wird die Lymphogranulomatose und das Lymphosarkom gerechnet.

Die Lymphogranulomatose

Die Lymphogranulomatose (malignes Granulom, Hodgkinsche Krankheit) beginnt ebenso wie die lymphatische Leukämie mit einer Vergrößerung der Lymphdrüsen, meistens der Halslymphdrüsen mit einer merkwürdigen Bevorzugung der linken Seite. Diese Drüsen können zu ganz gigantischen Formen anwachsen. Werden zuerst die bronchialen oder die mesenterialen Lymphdrüsen befallen, so beeinflußt das natürlich das Krankheitsbild weitgehend. Der Anfang der Krankheit ist meistens schleichend; der Blutbefund zeigt nur ein Absinken der Zellen der lymphatischen Reihe. Drüsenpakete im Mediastinum können durch Raumbeengung zu Kompressionserscheinungen der Trachea und der Bronchien sowie zu Lähmungserscheinungen von seiten des Vagus oder des Sympatikus führen. Drüsen des Mesenteriums können durch Druck auf die Gallenwege einen Ikterus auslösen usw.

Die Drüsen des malignen Granuloms zeigen keine Neigung zur Erweichung oder Vereiterung, brechen daher nie durch und führen nie zu Fistelbildung. Fast immer besteht Fieber, das aber ganz unregelmäßig ist und oft von fieberfreien Intervallen unterbrochen wird. Schon nach kurzer Dauer der Krankheit pflegen fast alle

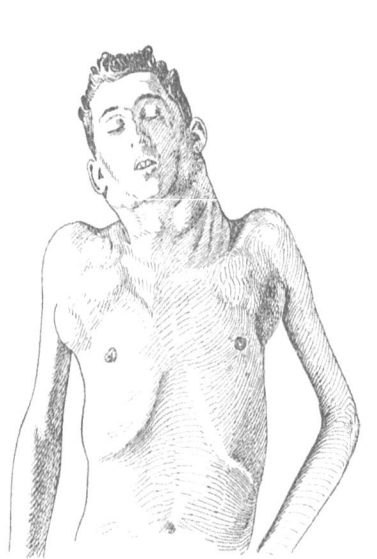
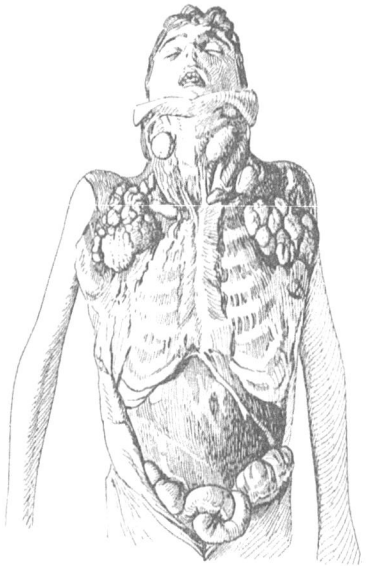

Abbildung 9. 19jähriger Mann. Lymphogranulomatose. Starke Schwellung der Lymphknoten des oberen Körperdrittels)

Abbildung 10. Nach Freilegen der Lymphknoten

(Nach G. Fraenkel aus Henke-Lubarsch, Handbuch der speziellen pathologischen Anatomie und Histologie)

Drüsen des Körpers befallen zu sein. Die Differentialdiagnose gegen Leukämie gelingt nach dem Blutbefunde leicht; schwieriger ist oft die Abgrenzung gegen tuberkulöse Drüsen. Dazu kommt aber noch, daß seit den Untersuchungen Sternbergs, der die Histologie dieser Drüsentumoren klarlegte und häufig Riesenzellen fand, das Leiden vielfach als eine Form der Tuberkulose aufgefaßt wird (Paltauf-Sternbergsche Krankheit). Heute stehen die meisten Ärzte auf dem Standpunkt, daß die Lymphogranulomatose eine Reaktionsform des Körpers auf verschiedene Infekte sein dürfte, unter denen die Tuberkulose besonders häufig ist. Doch finden sich unter den Kindern mit Lymphogranulomatose auch solche mit negativer Tuberkulinreaktion.

Mit Sicherheit ist die Diagnose nur aus dem histologischen Befund einer durch Probeexzision gewonnenen Drüse zu stellen.

Interkurrente Krankheiten, besonders Masern, können zu lang anhaltenden Remissionen führen. Der Gesamtverlauf scheint beim Kinde rascher zu sein als bei Erwachsenen. In den letzten Stadien gelten Durchfälle als regelmäßige Komplikation; oft beendet eine miliare Tuberkulose den Prozeß, ein letales Ende gilt als unvermeidlich.

Die Therapie ist ziemlich machtlos; Besserungen werden nach Arsen oder Röntgenbestrahlungen, manchmal auch nach Bluttransfusionen beschrieben.

Das Lymphosarkom

Das Lymphosarkom ist eine recht seltene Krankheit, im Kindesalter sogar eine besondere Rarität. Es unterscheidet sich vom Lymphogranulom durch den histologischen Aufbau und vor allem dadurch, daß das gewucherte lymphatische Gewebe auch die Umgebung der Drüsen infiltrieren kann, also an ein Sarkom erinnernde Bilder entstehen. Manchmal beginnt das Leiden an den Mesenterialdrüsen, ergreift aber immer rasch auch die übrigen Lymphdrüsen; doch bleiben gerade beim Lymphosarkom die primär befallenen Drüsen wesentlich größer. Im Gegensatz zum Granulom besteht kein Fieber; nach kurzer Zeit setzt schon eine starke Kachexie ein, die Lymphozyten verschwinden aus dem Blutbild und nach 1 bis 2 Jahren pflegt der Tod einzutreten. Die differenzialdiagnostischen Schwierigkeiten sind nicht allzugroß; aber die Gewißheit gibt wieder nur die histologische Untersuchung einer Drüse nach Probeexzision.

In vollem Gegensatz zum Lymphogranulom reagiert das Lymphosarkom gut auf die übliche Therapie mit Arsen oder Röntgenstrahlen. Es treten langdauernde Remissionen auf, ja auch Heilungen wurden mitgeteilt.

Allgemeine Therapie der Lymphdrüsenerkrankungen

Die Erfahrung hat gelehrt, daß Lymphdrüsenschwellungen, die ja sehr oft auf einer Wucherung des lymphatischen Gewebes beruhen, sehr häufig ohne Rücksicht auf ihre Ätiologie durch die gleichen Einwirkungen zum Rückgang gebracht werden können.

Unter den Medikamenten steht das Arsen im Vordergrund, weiters kommen dazu Bestrahlungen mit Röntgenstrahlen, mit Radium oder mit der Höhensonne. Das Arsen gehört schon seit Jahrhunderten unserem Arzneischatz an; seine Giftigkeit und seine Indikationen standen schon im Mittelalter im Mittelpunkt großer Diskussionen. Es ist klar, daß sich im Laufe dieser langen Zeit empirisch ein Anwendungsgebiet herauskristallisieren konnte, obwohl gerade beim Arsen der pharmakologische Wirkungsmechanismus bis heute nicht restlos aufgeklärt ist. Zu diesen Anwendungsgebieten, für die sich das Arsen bewährt hat, gehören die Anschwellungen der Lymphdrüsen; ja für manche, wie für das Lymphosarkom, gilt das gute Ansprechen auf Arsen sogar als differenzialdiagnostisches Hilfsmittel.

Wir wissen, daß das Arsen ein Zellgift ist, das sowohl in den Aufbau als auch in den Abbau der Zellen einzugreifen vermag, so daß unter Umständen starkes Wachstum und gutes Aussehen angeregt werden kann, wie bei den „Arsenessern", während es in anderen Fällen nekrotisierend wirkt. Am stärksten ist diese Giftwirkung an ganz jungen Zellen festzustellen, die in rascher Teilung begriffen sind, und die Zellen des lymphatischen Apparates scheinen besonders empfindlich zu sein.

Es gibt eine Arsengewöhnung, d. h. bei längerem internen Gebrauch können immer größere und größere Dosen ohne Schaden genommen werden. Doch handelt es sich hier nicht um ein Giftfestwerden der Zellen im allgemeinen, sondern nur um eine Resorptionshemmung aus dem Darm. Es ist daher nicht erlaubt, auch bei subkutaner Anwendung die Dosierung zu steigern. Andererseits ist es üblich, mit dem Arsen langsam anzusteigen, dann einige Zeit die größere Dosis beizubehalten und langsam wieder zu kleinen Dosen herabzugehen; dadurch sollten Abstinenzerscheinungen vermieden werden; da es aber solche beim Arsen überhaupt nicht gibt, ist es überflüssig, mit der Dosierung wieder heruntergehen.

Die Anfangsdosierung beträgt meistens $2\frac{1}{2}$ Milligramm (0,0025) Arsenik pro dosi und 5 Milligramm pro die; die gebräuchlichsten Medikationen sind die Tinktura Fowleri, die in 5 Tropfen $2\frac{1}{2}$ Milligramm Arsenik enthält, und die asiatischen Pillen (Rp: Acidi arsenicosi 0,1, Piperis nigri 2,0, Rad. Liquir. 5,0, Gummi arab. q. s. ope aquae pill. Nr. C; Consp. Magn. carbon.), die je 1 Milligramm Arsenik enthalten. Man beginnt demnach die Kur mit 5 Tropfen der Tinktur oder mit 2 Pillen und steigert langsam auf das Fünffache.

Zur subkutanen Anwendung stehen das Kakodyl, das Solarson u. a. zur Verfügung.

Neuerdings werden auch die modernen organischen Arsenpräparate viel benützt, wie Atoxyl, Neosalvarsan oder Myosalvarsan, und besonders die vom Magendarmtrakt aus wirkenden Präparate Spirozid und Stovarsol. Die Dosierung entspricht der bei der Behandlung der Lues üblichen. Der Säugling verträgt von diesen Präparaten mehr, als seinem Gewicht entsprechen würde, so daß man von den Salvarsanpräparaten heute beim Säugling meistens 40 Milligramm für das Kilogramm des Körpergewichtes rechnet; vom Spirozid verträgt der Säugling sogar oft die Hälfte einer großen Tablette zu 0,25, während man bei Erwachsenen meistens mit $^1/_4$ der Tablette beginnt.

Sehr häufig werden gegen die verschiedenen Formen der Lymphdrüsenerkrankungen Bestrahlungstherapien angewendet. Wir unterscheiden die Strahlen nach ihrer Wellenlänge. Die sichtbaren Strahlen des Sonnenspektrums haben beiläufig eine Wellenlänge von 800 bis 400 $\mu\mu$ (Millimikron), die längeren Wellen, die jenseits von der Wellenlänge des roten Lichtes liegen, nennen wir infrarote Strahlen. Die dem Sonnenspektrum nächstgelegenen sind Wärmestrahlen. Die Strahlen mit sehr großer Wellenlänge sind therapeutisch nicht in Gebrauch, spielen aber in der Technik eine große Rolle (Radiowellen usw.). Strahlen mit kürzeren Wellen als die sichtbaren Strahlen nennen wir ultraviolette Strahlen. Die Strahlen, die nur um wenig kürzer sind als das sichtbare Sonnenlicht haben starke chemische Wirkungen und die Strahlen mit der Wellenlänge von etwa 270 $\mu\mu$ haben die stärkste Wirkung bei der Rachitis. Viel kürzeren Wellenlängen entsprechen die Röntgenstrahlen, von denen die mit längeren Wellen als weiche, die mit kürzeren Wellen als harte Röntgenstrahlen bezeichnet werden. Noch kürzere Wellenlängen haben die Grenzstrahlen und am Ende der Reihe stehen die Gamma-Strahlen des Radiums.

Die Bestrahlung mit Röntgenstrahlen, die bei den schwersten Formen der Lymphdrüsentumoren, beim Lymphosarkom usw., aber auch bei harmloseren Lymphomen als die Methode der Wahl bezeichnet werden muß, kann ähnlich wie Arsen auch als Zellgift wirken, wobei die Wirkungsstärke wieder je nach Art und Alter der Zellen variiert. Junge Zellen sind besonders empfindlich und die Zellen der lymphatischen Reihe scheinen am wenigsten widerstandsfähig zu sein. So kommt es, daß nach Röntgenbestrahlungen von gewisser Intensität, ebenso wie unter der Arsenwirkung, gerade die Lymphdrüsentumoren kleiner werden, ohne daß das umgebende Gewebe geschädigt würde. Doch ist leicht einzusehen, daß bei dieser Lage der Dinge Überdosierung eine große Gefahr bedeutet und die Röntgentherapie dem erfahrenen Röntgenfachmann reserviert bleiben soll; es ist aber weiters auch klar, daß Kinder um so empfindlicher sind, je jünger sie sind.

Bei der Bronchialdrüsentuberkulose ist die Röntgenbestrahlung wegen der Gefahr des Übergreifens des Prozesses auf die Umgebung sogar strengstens verboten. Bei Lymphomen am Hals oder im Abdomen hat sich dagegen die Röntgentherapie außerordentlich bewährt.

Bestrahlungen mit Radium sowie mit den Grenzstrahlen kommen nur für die gefährlicheren Formen der Lymphdrüsenerkrankungen in Betracht, sollen sich aber hiebei sehr bewähren.

In Wirkungsweise und Anwendungsgebiet von diesen Strahlen völlig verschieden sind die Höhensonne und die Wärme. Unter den physiologischen Wirkungen der Höhensonne ist nur die antirachitische Wirkung genauer aufgeklärt. Ihre Strahlen verwandeln das Ergosterin des Körpers oder des Lebertrans usw. in das Vitamin D, den Rachitisschutzstoff. Ob diese Wirkung des Lichtes der Höhensonne mit dem Einfluß auf die Drüsen irgendwie zusammenhängt ist zweifehaft. Doch wird behauptet, daß die Vitamine B und D Antagonisten seien, und B soll ja zu Anschwellung des lymphatischen Apparates führen. Hier werden sich vielleicht einmal weitere Beziehungen finden lassen. Möglich wäre auch, daß die Anteile des Lichtes der Höhensonne mit den kürzesten Wellen ähnliche Wirkungen entfalten wie weiche Röntgenstrahlen. Sicher ist aber nur, daß unter der Wirkung der Höhensonne Appetit und Aussehen der Kinder besser wird, also eine allgemein roborierende Wirkung einsetzt, und daß man oft gleichzeitig ein Zurückgehen der Drüsentumoren feststellen kann. Zu intensive Bestrahlung löst sogar sehr häufig unerwünschte Erweichungen aus, die bei tuberkulösen und bei anderen Drüsen zu Durchbrüchen Anlaß geben können.

Die Wirkung der Wärme, einerlei, in welcher Weise sie erzeugt wurde, beruht vorwiegend auf der Hyperämie, die sie herbeiführt. Auch die Annahme Ebbekes, daß durch die Hitze histaminartig wirkende Stoffe im Gewebe gebildet würden, ändert daran nichts, da sich ja die Kapillaren unter der Histaminwirkung maximal füllen. Diese gute Blutversorgung kann bei beginnenden Entzündungen den Kampf gegen eingedrungene Bakterien erleichtern, bei Neigung zu Vereiterung aber diesen Prozeß beschleunigen und rasche Abszeßbildung herbeiführen. Alte und harte Drüsen können unter der Wirkung der Hitze resorbiert werden. Es hat also auch die Hitze ihre strengen Indikationen und Gegenindikationen. Wir führen Hitze in Form von Umschlägen, Kataplasmen und mittels Thermophors als Antiphlogistine zu und können mittels Diathermie eine hochgradige Erwärmung der Tiefe erreichen. Die für den Patienten angenehmste Art der Wärmezufuhr ist aber die Bestrahlung mit einer der zahlreichen Wärmelampen, mit denen man die erkrankten Körperpartien in dem gewünschten Ausmaß erwärmen kann, ohne einen Druck auf die erkrankte Stelle ausüben zu müssen. Unter Umständen genügt es, sich mit einer alten Kohlenfadenlampe zu behelfen, deren Wärmestrahlung größer ist als die der modernen Lampen.

In ihrer Wirkung auf Drüsentumoren steht seit jeher die direkte Sonnenbestrahlung in hohem Ansehen. Die Wirkung der direkten Sonnenbestrahlung setzt sich aus der Wärmewirkung und der Wirkung ultravioletter Strahlen zusammen und übt sowohl eine allgemeine roborierende als auch eine günstige lokale Wirkung aus. Der Gehalt des Sonnenlichtes an ultravioletten Strahlen wechselt allerdings sehr stark, er ist in der Höhe und im Sommer viel größer als in der Niederung oder in den schlechteren Jahreszeiten. Es ist also die Wirkung der Sonnenstrahlen von den übrigen klimatischen Bedingungen abhängig, unter welchen sie angewendet werden.

Unter den verschiedenen klimatischen Bedingungen sind Höhenklima und das Meer bei Erkrankungen der Lymphdrüsen vor allem angezeigt. Alle Kinder mit Neigung zu chronischen Lymphdrüsenschwellungen, mit alten Lymphomen usw. verlieren diese Neigung schon nach kurzem Aufenthalt an der Meeresküste. Dabei besteht kein Unterschied, ob es sich um tuberkulöse oder um anders bedingte Drüsen handelt. Die nähere Ursache dieser günstigen Wirkung ist nicht leicht mit Sicherheit anzugeben. Es kann am hohen Jodgehalt der Luft, am niederen Luftdruck oder an einer anderen Komponente der klimatischen Bedingungen liegen; am häufigsten ist es die Wirkung der Salzbäder, denen die Wirkung zugesprochen wird, wie ja auch sonst Solbäder oder Zusätze von Steinsalz zum Bade bei allen Erkrankungen der Lymphdrüsen in Gebrauch stehen und sich oft recht gut bewähren.

In erster Linie wird der Nordsee mit ihrem rauheren Klima eine fast spezifische Wirkung auf chronische Erkrankungen der Lymphdrüsen zugesprochen; doch auch die Ostsee und die Adria haben ihre

Anhänger. An der Adria ist besonders Grado als Kinderbad beliebt. Die Hitze der südlichen Meeresküste hat in manchen Fällen Anteil an der guten Wirkung, wird aber von manchen Patienten nicht gut vertragen.

Gegen den Aufenthalt an der Meeresküste gibt es aber auch strenge Gegenindikationen. So ist es unter allen Umständen zu vermeiden, Patienten mit Lungenprozessen an das Meer zu senden; mancherseits wird dieses Verbot auch auf Kinder mit Bauchfelltuberkulose oder mit Neigung zu Darmkatarrhen ausgedehnt. Für alle diese Kinder ist der Aufenthalt in der Höhe angezeigt und es gilt im allgemeinen als Grundsatz, daß mit Zunahme der Seehöhe die Menge der ultravioletten Strahlen und damit auch die günstige Wirkung ansteigen. Wir werden daher Orte über 1000 Meter suchen, die womöglich gegen Norden geschützt und keinen Stürmen ausgesetzt sind. Als Ideal in jeder Hinsicht gilt das Engadin, doch auch in Tirol, auf dem Semmering oder im deutschen Mittelgebirge können ausgezeichnete Wirkungen beobachtet werden.

Licht, Luft und Sonne, die Trias, die heute in erster Reihe unter den therapeutischen Maßnahmen der Tuberkulosebekämpfung stehen, sind auch bei allen anderen Erkrankungen der Lymphdrüsen heranzuziehen. Daneben ist aber auch der Ernährung weitgehende Aufmerksamkeit zu schenken. Die Diät muß reich an Vitaminen sein, also viel Obst und frische Gemüse enthalten, dabei auch Eiweiß und Fett in genügender Menge anbieten. Die von Gerson eingeführte salzarme Kost als Therapie der Tuberkulose hat sich fast ausschließlich bei den chirurgischen Formen, also bei der Tuberkulose der Knochen, der Lymphdrüsen und der Haut, bewährt; doch ein Teil ihrer Wirkung ist sicher auf Kosten der reichen Zufuhr von Vitaminen zu setzen, die als Fruchtsäfte und Lebertran zur genauen Vorschrift dieser Kostform gehören.

Trotz der langen Reihe therapeutischer Maßnahmen stehen wir leider den bösartigen Erkrankungen der Lymphdrüsen noch immer recht machtlos gegenüber; doch zeigen sich vielleicht gerade in der letzten Zeit einige neue aussichtsreiche Wege, die hoffen lassen, daß wir in absehbarer Zeit auch hier erfolgreicher werden eingreifen können.

Sachverzeichnis

(C siehe auch K.)

Abszeß 9
Adenoides Gewebe 1
Agranulozytose 35
Akute Leukämie 36
Aleukämie 39
Anatomie der Lymphdrüsen 1
Angina 27
Anthrakose 3
Appendizitis 23
Arsen 42
Arsenesser 42
Arsengewöhnung 43
Asthma 18
Atoxyl 43
Avitaminosen 35
Azurgranulation 2

Benigne Lymphoblastosen 34
Benzol 38
Beschneidungstuberkulose 13
Bestrahlungstherapie 43
Bewegungshyperthermie 19
Bluteiweißbild 12
Bronchialdrüsen 18
Bronchialdrüsentuberkulose 15

Cäsarentypus 33
Chinin 32
Chlorom 38
Chronische Leukämie 38
Coeliakie 23

Darmlymphe 1
D'Espinesches Zeichen 20
Diät 8, 46
Diphtherie 33
Dolente Bubonen 26
Drüsenfieber 20
Drüsenkapsel 1
Ductus thoracicus 1
Dysergie 36

Epituberkulose 19
Ergosterin 44
Erkältung 27
Ernährung 46
Exspiratorisches Keuchen 20

Exsudative Diathese 7
Extrasystolen 20

Fötale Tuberkulose 25
Freiluftkur 21

Gauchersche Krankheit 3
Gersondiät 46
Ghonscher Herd 15
Globuline 12
Glottisverschluß 21
Granulom 25, 39
Grenzstrahlen 44
Grippöse Infektionen 26

Hertersche Krankheit 23
Hodgkinsche Krankheit 39
Höhenklima 46
Höhensonne 22, 44
Hyperthermie 19

Immunkörperbildung 2
Indolente Bubonen 26
Innere Sekretion 3

Kakodyl 43
Kariöse Zähne 27
Karzinom 3, 10
Kavernen 10
Keuchhusten 18, 19
Klingender Husten 19
Konstitution 7

Lakunäre Angina 14
Leberlymphe 1
Leukämien 36
Leukopenie 9
Lipasen 12
Lokalisationsgesetz 10
Luetische Lymphdrüsenerkrankungen 25
Lymphagoga 8
Lymphangoitis 34
Lymphatiker 8
Lymphatischer Apparat 1
Lymphatische Leukämie 36
Lymphatische Reaktion 8
Lymphatischer Typus 8

Lymphatismus 8
Lymphdrüsen 2
Lymphe 1
Lymphfollikel 2
Lymphgefäße 1
Lymphknötchen 1
Lymphoblasten 2
Lymphogranulomatose 39
Lymphomata colli 14
Lymphome 10
Lymphome in inguine 13
Lymphosarkom 41
Lymphozyten 2
Lymphsinus 1

Maligne Diphtherie 33
Malignes Granulom 39
Markige Schwellung 9
Meer 45
Mesenterialdrüsentuberkulose 23
Mikromyeloblasten 37
Mikropolyadenie 8
Mikuliczsche Krankheit 35
Milzbrand 35
Monozyten 32
Monozytenangina 30
Morphologisches Blutbild 12
Myeloische Leukämie 37, 28

Nasenrachenraum 26
Nieman-Picksche Krankheit 3

Oxydasereaktion 2

Paltauf-Sternbergsche Krankheit 40
Parenterale Eiweißtherapie 24
Parotitis epidemica 27
Pathologie der Lymphdrüsen 9
Peritonealtuberkulose 24
Pest 35
Pestbeulen 35
Pharyngitis 27
Physiologie der Lymphdrüsen 1
Pleuritis 15
Primäraffekt 12
Primärkomplex 12
Pseudoleukämie 39
Pyämie 34

Rachitis 35
Radium 44

Regionäre Lymphdrüsen 4
Reticulo-endothel. System 2
Retropharyngealabszeß 29
Röntgenbild 17
Röntgentherapie 22, 25, 43
Röteln 34
Rubeolen 34

Salvarsan 43
Scharlach 32
Schmierseifenkur 24
Schnupfen 27
Scrophulose 14
Senkungsgeschwindigkeit 12
Sepsis 34
Septische Erkrankungen 34
Slukasches Dreieck 17
Smithsches Zeichen 20
Solarson 43
Solbäder 45
Sonne 45
Spirocid 43
Status lymphaticus 8
Status thymicolymphaticus 7
Stillsche Krankheit 43
Stomatitis aphtosa 27
Stovarsol 43
Stridor congenitus 20
Systemerkrankungen 10, 36

Tabes meseraica 23
Temperaturkurve 19
Therapie der Lymphdrüsenerkrankungen 41
Thorium X 38
Tonsillen 1
Tröpfchenaussaat 14
Tuberkulin 21
Tuberkulinsalbentherapie 22
Tuberkulöse Lymphdrüsenerkrankungen 10
Tuberkulöses Granulom 25
Tumoren 3

Ulcus molle 26

Verkalkung 13
Verkäsung 13
Verschluß des Bronchus 21
Virchowsche Drüse 3

Wärme 29, 44

Verlag von Julius Springer, Wien und Berlin

Bücher der Ärztlichen Praxis

Band 1: **Die Anfangsstadien der wichtigsten Geisteskrankheiten.** Von Prof. Dr. A. Pilcz. Mit 3 Abb. 62 S. RM 1,70
Band 2: **Der Schlaf, seine Störungen und deren Behandlung.** Von Prof. Dr. O. Marburg. Mit 3 Abb. 52 S. RM 1,50
Band 3: **Die akute Mittelohrentzündung.** Von Prof. Dr. O. Mayer. Mit 3 Abb. 52 S. RM 1,50
Band 4: **Diphtherie und Anginen.** Von Prof. Dr. K. Leiner und Dr. F. Basch. Mit 1 Abb. 84 S. RM 2,50
Band 5: **Krämpfe im Kindesalter.** Von Prof. Dr. J. Zappert. 54 S. RM 1,60
Band 6: **Glykosurien, renaler Diabetes und Diabetes mellitus.** Von Priv.-Doz. Dr. H. Elias. Mit 6 Abb. u. 1 Taf. 94 S. RM 2,60
Band 7: **Die Behandlung der Verrenkungen.** Von Prof. Dr. C. Ewald. Mit 16 Abb. 44 S. RM 1,50
Band 8: **Die Behandlung der Knochenbrüche mit einfachen Mitteln.** Von Prof. Dr. C. Ewald. Mit 38 Abb. 102 S. RM 2,80
Band 9: **Gelbsucht.** Von Priv.-Doz. Dr. A. Luger. 99 S. RM 2,60
Band 10: **Störungen in der Frequenz und Rhythmik des Pulses.** Von Prof. Dr. E. Maliwa. Mit 4 Abb. 82 S. RM 2,60
Band 11: **Die Menstruation und ihre Störungen.** Von Prof. Dr. J. Novak. Mit 6 Abb. 98 S. RM 3,—
Band 12: **Darmkrankheiten.** Von Priv.-Doz. Dr. W. Zweig. 162 S. RM 4,60
Band 13: **Säuglingsernährung.** Von Prof. Dr. A. Reuss. Mit 8 Abb. 104 S. RM 3,—
Band 14: **Komatöse Zustände.** Von Priv.-Doz. Dr. V. Kollert. 51 S. RM 1,60
Band 15: **Diathermie, Heißluft und künstliche Höhensonne.** Von Priv.-Doz. Dr. P. Liebesny. Mit 30 Abb. 80 S. RM 2,80
Band 16: **Einführung in die Orthopädie für den praktischen Arzt.** Von Priv.-Doz. Dr. G. Engelmann. Mit 44 Abb. 94 S. RM 3,40
Band 17: **Sprach- und Stimmstörungen (Stammeln, Stottern usw.).** Von Prof. Dr. E. Fröschels. Mit 16 Abb. 71 S. RM. 2,40
Band 18: **Hausapotheke und Rezeptur.** Von Prof. Dr. L. Kofler und Priv.-Doz. Dr. A. Mayerhofer. Mit 33 Abb. 192 S. RM 6,60
Band 19: **Die Nierenerkrankungen.** Von Priv.-Doz. Dr. Hermann Kahler. Mit 2 Abb. 104 S. RM 3,20
Band 20: **Magenkrankheiten.** Von Prof. Dr. H. Schur. Mit 8 Abb. 223 S. RM 6,60
Band 21: **Kosmetische Winke.** Von Prof. Dr. O. Kren. Mit 14 Abb. 141 S. RM 4,80
Band 22: **Allgemeine Therapie der Hautkrankheiten.** Von Priv.-Doz. Dr. A. Perutz. 131 S. RM 4,50
Band 23: **Lungen- und Rippenfellentzündung.** Von Prof. Dr. K. Reitter. Mit 4 Abb. 47 S. RM 2,—
Band 24: **Krampfadern.** Von Priv.-Doz. Dr. L. Moszkowicz. Mit 6 Abb. 34 S. RM 2,—
Band 25: **Die Differentialdiagnose der richtigen Augenkrankheiten und Augenverletzungen. Mit einem Anhang über die Brillenbestimmung.** Von Prof. Dr. V. Hanke. Mit 19 Abb. u. 3 Taf. 108 S. RM 4,—

(Fortsetzung auf der IV. Umschlagseite)

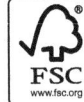

MIX
Papier aus verantwortungsvollen Quellen
Paper from responsible sources
FSC® C105338
www.fsc.org
FSC

If you have any concerns about our products,
you can contact us on
ProductSafety@springernature.com

In case Publisher is established outside the EU,
the EU authorized representative is:
**Springer Nature Customer Service Center GmbH
Europaplatz 3, 69115 Heidelberg, Germany**

Printed by Libri Plureos GmbH
in Hamburg, Germany